Sedentary 行为：
一种"久坐不动"的生活习惯

叶孙岳 著

浙江工商大学出版社
ZHEJIANG GONGSHANG UNIVERSITY PRESS

图书在版编目(CIP)数据

Sedentary 行为：一种"久坐不动"的生活习惯 /
叶孙岳著. — 杭州：浙江工商大学出版社，2017.7
ISBN 978-7-5178-2049-9

Ⅰ. ①S… Ⅱ. ①叶… Ⅲ. ①生活－卫生习惯－研究
Ⅳ. ①R163

中国版本图书馆 CIP 数据核字(2017)第 012417 号

Sedentary 行为：一种"久坐不动"的生活习惯

叶孙岳 著

责任编辑	刘　韵	
责任校对	郑梅珍	
责任印制	包建辉	
出版发行	浙江工商大学出版社	
	（杭州市教工路 198 号　邮政编码 310012）	
	（E-mail:zjgsupress@163.com）	
	（网址:http://www.zjgsupress.com）	
	电话:0571-88904980,88831806（传真）	
排　　版	杭州朝曦图文设计有限公司	
印　　刷	虎彩印艺股份有限公司	
开　　本	710mm×1000mm　1/16	
印　　张	11.25	
字　　数	166 千	
版 印 次	2017 年 7 月第 1 版　2017 年 7 月第 1 次印刷	
书　　号	ISBN 978-7-5178-2049-9	
定　　价	32.00 元	

前　言

昨天一位朋友来到我家，看到飘窗上放着一个支架，问我做什么用。我说这个是放手提电脑的。他就越发好奇："为什么放飘窗上，还放那么高？"我解释道："因为我想站着办公……"

其实，站着工作的模式也不是我首创的。著名小说家、《老人与海》的作者海明威先生就时常在站立式桌台前写作。现代一些 IT 行业，如国外的 Facebook、Google 公司以及国内的阿里巴巴公司等也都有站立式办公桌……

这主要是工业革命特别是信息革命后，产生了大量的体力节省化装置和屏前工作模式，人们逐渐从大量的体力活动中得以解放，每天的各种活动大多处于"坐着"的状态。请你回想一下，你是不是这样度过一天的：早上起床后坐着吃了早餐，坐车上班，然后大部分时间都坐在电脑前办公，吃完晚饭后又坐在沙发上或躺在床上看电视，直到夜晚洗漱睡觉。日复一日，年复一年，循环如此。

过去的几十年中，锻炼生理学、心理学等已得到了长足的发展，形成了丰富的研究成果，促进了民众健身事业的发展。与此相对的是，少有人关注能量消耗比中，强度要低得多的"坐着"的体力活动。而这种状况在近二十年来逐渐被打破，已有越来越多的人们关注到这种低能耗行为。现代科学研究表明，这种过多的"坐着"不仅已被证明对人体健康有害，而且这种对健康的损害并不能被诸如体育锻炼等的干预所完全消除。也正是因为这种"久坐不动"的广泛流行及其潜在危害，笔者对这一行为产生了浓厚的兴趣并对我国

1

各类人群中的这一行为(英文术语为 Sedentary behavior,作者译为"静态行为")做了探索。

　　本书共包括六章:静态行为研究现况(第一章)、我国成人静态行为流行与体育锻炼流行现况(第二章)、成人(屏前)静态行为与肥胖(第三章)、电视观看持续时间与女性人体组成(第四章)、青(少)年学生静态行为及其测量(第五章)和静态行为的影响因素与干预策略(第六章)。本书内容既有对国内外相关文献的系统梳理和公开数据的研究,也有本人及所在单位调查数据的相关探索。同时,它也是笔者针对国人的静态行为开展相关研究的初步的、粗浅的结果。

　　此书付印之际,谨向关心此书或提供帮助的同仁、师长致以衷心的感谢。感谢《中国公共卫生》《首都体育学院学报》《中国健康心理学杂志》*Journal of Bone and Mineral Metabolism* 准予本人将以前发表的四篇文章经修改后放入本书中。也感谢浙江省哲学社会科学发展规划领导小组对本书部分内容的立项资助和浙江金融职业学院的出版资助。由于本人能力所限,书中错误在所难免,还望读者不吝指正。

叶孙岳

目 录

Contents ——————————————

第一章

静态行为研究现况①

  静态行为(Sedentary behavior)是指清醒时坐或依靠着低体力活动负荷的行为,如电脑桌前办公、坐着看电视、乘车出行等。已有研究显示,各类人群每天除睡眠外 50% 以上的时间处于静态行为状态。国内外流行病学研究结果显示,静态行为与肥胖、心脑血管疾病、癌症等密切相关,是公共卫生和体育运动学科的新兴研究领域。近年来,对于静态行为国际上已进行了一定的研究并积累了大量的文献资料,但国内对于静态行为的研究还处于起步阶段,尚未有系统梳理国内外相关研究成果的综述性论文发表。因此,本文基于 PubMed、Medline、Web of Science 和中国知网等常用的权威数据库,通过关键词 sedentary behavior / television viewing / screen behavior / computer using/静态行为/静坐/久坐等检索出相关重要文献,在系统研读的基础上分类梳理与概述,希望能较为完整、准确地反映国内外静态行为研究领域的主要成果,也为辨清相关概念、关系及开展后续研究奠定基础。从行为流行病学框架(Behavioral epidemiological framework)以及现有文献整理来看,静态行为研究领域可以划分为或主要集中在概念界定及测量、流行现状与趋势、

---

  ① 本章部分内容已发表在《中国公共卫生》(2016 年第 3 期)上。

健康危害、相关因素或决定性因素以及干预实验等方面。

第一节　静态行为及其测量

本节主要讨论了静态行为的涵义与分类、静态行为与体育锻炼等的关系、静态行为的测量方法以及流行概况等内容。

一、静态行为的界定

（一）静态行为及其分类

国际静态行为研究协作组（Sedentary Behaviour Research Network）认为（2012），静态行为是指清醒时坐或倚靠着时的能量代谢当量（Metabolic Equivalent of Task，一般简称 METs）≤1.5kcal/kg·h（即≤6.276kJ/kg·h）的行为，简单来说就是坐得过多而不是锻炼得太少。在界定静态行为时，还需要区分其具体边界，因为诸如"坐立不安"（Fidgeting）、坐着时上肢在做中等强度的活动或者下肢在做某种活动等也都有可能减弱"坐着"行为对人体健康或代谢的负面影响。

静态行为属于舶来品，从已报道的中文研究文献来看，除了把 Sedentary behavior 翻译为静态行为之外也有学者把它译为"久坐行为""静坐生活方式"等。学术名称的翻译应忠于原意，"久坐"含有预设时间维度之意，对应的英文词组应为 Prolonged sedentary behavior，而"静坐"一词又容易与一些宗教的静坐概念相混淆，同时 Sedentary behavior 概念本身又不仅仅局限于"坐"，也有依靠等含义，所以笔者认为翻译为"静态行为"更为妥当。

为了更深入地研究静态行为，学者们还往往按照某种属性对其进行分类。按照行为所处的环境可分为居家静态行为、职场静态行为以及交通静态行为等。按照行为目的还可以分为学习型静态行为、工作型静态行为以及休闲娱乐型静态行为等。按照行为的表现形式，静态行为大体可分为：屏前静

2

态行为(看电视、上网浏览网页、打电脑游戏以及玩智能手机等)、社交性静态行为(聊天、打电话、上课等)、交通性静态行为(乘坐公交车、地铁、自驾车等)以及其他(家庭作业、阅读、写作、画画等)四类。目前,屏前静态行为是本研究领域的热点问题,其中有关电视观看行为的研究文献最多。

(二)静态行为与体力活动、饮食等的关系

静态行为是体力活动(Physical Activity,简称 PA)的一种特殊类型,体力活动按照能量代谢当量(Metabolic Equivalents of Task ,简称 METs)的高低可以分为高强度体力活动(Vigorous PA,METs≥6.0)、中等强度体力活动(Moderate PA,3.0≤METs<6.0)、轻体力活动(Light PA,1.5<METs<3.0)、静态行为(Sedentary behavior,也可称静态性体力活动,1.0≤METs≤1.5)以及睡眠(Sleep,METs 约为 0.9),如图 1-1 所示。高强度体力活动和中等强度体力活动如果以促进健康为目的,有组织有计划地实施,就可以称之为中、高强度体育锻炼。

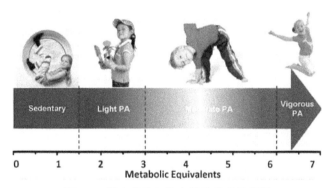

图 1-1　静态行为与体力活动关系示意图

引自:"静态行为研究协作组"官网(www. sedentarybehaviour. org/)

Rhodes 等人(2012)研究认为,静态行为也并不是中、高强度体育锻炼(Moderate-or Vigorous-Physical Activity,简称 MVPA)的简单反面,它独立于(Independently)体育锻炼,对健康产生影响。达到体育锻炼标准的个体(如中、高强度体育锻炼 150 分钟/周以上)仍然有可能存在过长的静态行为,比如一个人每周中、高强度体育锻炼已经达到 150 分钟及以上，但其仍然有可能每天在电脑前办公 5 小时，另加看电视 3 小时以上。而且，Pearson（2014）进一步指出这种长时间的静态行为并没有因为体育锻炼的达标而消除其对健康产生的不利影响。同时，静态行为与体力活动也存在一定关联，长时间静态行为与较低的全天体力活动有关，但 Hu 等人（2001）研究显示，他们之间的相关性并不高或存在模棱两可的结果。它提示静态行为与健康的关系除了经由降低体力活动水平这一途径影响外，还可能存在其他的路径。

Hammond 等人（1999）和 Temple 等人（2007）认为静态行为的重要组成部分看电视还与某些饮食行为密切关联，即看电视往往增加了热量的摄入。看电视时常伴随着吃零食、喝饮料，正餐之外的吃零食将明显增加全天卡路里的摄入。同时，电视热点时段的商业广告（往往这些广告所宣传的都是一些高能量食品或快餐文化）也能增加高能垃圾食品的食用或形成不良的饮食习惯。Cleland 等人（2008）指出看电视行为对健康的消极影响（如导致肥胖）也可能正是经由吃零食（或喝饮料）和电视热点时段商业广告两种方式产生作用。因此，静态行为不同于体育锻炼的缺乏，同时又与体育锻炼、体力活动及饮食行为等密切相关。在研究静态行为与健康的关系时需评估体育锻炼、全天体力活动、能量摄入等在其中的中介性/调节作用。

二、静态行为的测量

静态行为的测量可分为客观性（Objectively）和主观性（Subjectively）两大类。客观性测量如加速器法（Accelerometry）、荧屏监控器、观察法、行为摄像法等，这类方法具有较好的信度与效度，能对行为的数量与强度作出较为准确的度量，但是成本较高，不能对行为的类型作出明确划分，而且静态行为判定的具体临界值（Cut-off point）也存在争议（不同临界值所得出的静态行为数值大相径庭）。ActiGraph 仪器（如 GT3X）作为一种体力活动的三维加速器测量法被广泛应用于静态行为的测量，被认为具有较高的信效度。主观性测量主要是指问卷调查法、日志法以及代理报告法(父母或监护人代年幼者报告的方法)等,这种方法的可靠性不如客观性测量方法,但便于实施并适合大样本研究,能较好地对不同类型的静态行为进行刻画。静态行为的问卷法是最为常用的人群测量方法,一般静态行为的问卷都有其适用的特定人群/范围,如青少年/儿童问卷、成人问卷以及工作时静态行为问卷等,常用的静态行为问卷有青少年静态活动问卷(Adolescent Sedentary Activity Questionnaire,简称 ASAQ)、国际体力活动问卷(分"长卷"和"短卷"两种,英文名称为 International Physical Activity Questionnaire,简称 IPAQ)的静态行为部分、Bouchard 体力活动日志等。

子曰:"工欲善其事,必先利其器。"目前,国内还缺乏有效并与国际接轨的静态行为自我报告测量工具,这不仅制约了国内外研究结果的横向比较,也不利于我国静态行为研究的深入。今后需要加强对国际常用静态行为问卷的汉化研究及编制适用于中国人口特征、日常生活行为方式的静态行为标准问卷。

三、静态行为流行概况

静态行为已成为国内外各类人群清醒时段特别是闲暇期间主要的生活方式,并表现出不同的年龄、性别、行为类型等特征。Bauman 等人(2011)基于 20 个国家的 18－65 岁成人流行病学调查结果显示,人们平均静态行为时间为 5 小时/天,但不同国家差距较大(从 3 小时/天到 8 小时/天)。Harvey 等人(2013)基于全球多个国家(大部分为发达国家)50 余万人的调查统计结果也显示,大约有 60% 的老年人报告他们的静态行为时间超过 4 小时/天,但是当采用客观性方法测量时这一数值剧增到 8.5 小时/天。在美国,Matthews 等人(2008)指出 16—19 岁青少年和 60 岁以上老年人静态行为时间为最长(60% 的清醒时间处于静态行为状态,达到 8 小时/天以上),30 岁以下组中女性要长于男性,但是当大于 60 岁后,男性要长于女性。新南威尔士州(澳大利亚)6 岁学生平均每周花费他们自由时间的 34 小时从事静态性活动；对于 8 岁和 10 岁学生这一数值更是上升到 41 小时和 45 小时。澳大利亚官方当局建议年轻人花在娱乐休闲式电子媒体方面的时间不应超过 2 小时/天，但是新南威尔士州却有 72％的高中生（男生 77％，女生 67％）花费在小型屏前娱乐（Small screen recreation）的时间多于 2 小时/天。

在我国，刘爱玲等学者（2008）大型问卷调查与研究（涵盖城市与农村）后发现，在闲暇时间花在静态活动（看电视、阅读、使用电脑以及玩电子游戏等）的时间平均为 2.5 小时/天，其中看电视占据主要时间；而顾凯等（2002）调查结果显示上海市超过 50％的居民平均每天花 5 小时以上的时间在静态行为方面；罗春燕等（2013）研究显示，青少年周末的静态行为、屏前静态行为分别超过 6 小时/天和 2 小时/天，均是上学日的 3 倍。

在静态行为各类型中，电视观看占据着最为主要的位置。据 Sugiyama 等人（2008）研究显示，澳大利亚居民平均每天花费近 2 小时的时间在看电视，占闲暇静态行为总时间的 47％，与我国居民看电视时间相近。另据 2011 年 Nielsen 报告显示，在拥有电视机的美国家庭中平均每人看电视高达 34 余小时/周（采用电视开机率估算），其中成年女性时间最长。世界卫生组织关于“学龄儿童健康行为”项目（Health Behavior in School-aged Children，简称 HBSC）研究显示（2009/2010），大部分国家 11 岁和 15 岁学生周一至周五（Weekday）看电视时间（包括录像和 DVDs）超过 2 小时/天，如图 1-2 所示。马冠生等（2006）统计显示，我国居民平均花 2.1 小时/天的时间观看电视，其中城市居民要高于农村居民。随着城市化的进一步推进以及静态性媒介（平板电脑、智能手机等）的普及与增多，人们花在静态行为的时间/类型比例很可能将进一步增长/变化。据 CHNS 数据统计，近 10 年来我国电脑、智能手机等的屏前静态行为呈较快增长趋势。因此，需要加强对静态行为特别是屏前静态行为的深入研究，系统分析我国各类人群静态行为的流行特征、变化趋势、健康危害以及影响因素等，为今后开展相关干预性实验研究奠定流行病学基础。

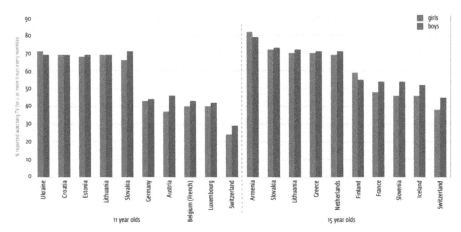

图 1-2 青少年看电视时间超过 2 小时/天的最高和最低比例 5 个国家

引自:"学龄儿童健康行为"项目官网(www.hbsc.org/)

第二节 静态行为与相关疾病的关系

本节主要分横断面与前瞻性两类研究讨论了静态行为与肥胖、心脑血管疾病、癌症、死亡率、骨骼健康以及其他等内容。

一、静态行为与肥胖、心脑血管疾病

(一)横断面研究

在有关静态行为的各类研究中,探讨静态行为与肥胖关系的研究成果数量最多。静态行为与肥胖、Ⅱ型糖尿病、心脑血管疾病或其相关危险因素等关系的横断面研究中,Hu 等(2003)和 Thorp 等(2011)研究认为即使控制了人口社会学、生活方式(如体育锻炼)等因素后,其关系仍然有统计学意义。Henson 等(2013)研究结果显示,即使控制了潜在的干扰因素如中高强度体育锻炼和体重指数(国际上衡量肥胖程度的常用指标,英文为 Body Mass Index,简称 BMI)等,客观测量的静态行为持续时间与血糖、甘油三酯、高密度胆固醇等也存在不良的密切关联。但 Richmond 等（2010）研究认为，静态行为（看电视）与 BMI 的关系在黑人、西班牙裔年轻女性人群中没有统计学意义。因此，它们间的关系可能并不是存在于所有人群中，还可能存在种族、性别等的差异。而针对中国人群的横断面研究主要集中在青少年年龄段，胡美琴等（2009）和 Xu 等（2008）研究认为静态行为与中学生超重/肥胖有密切联系，随着看电视持续时间的增长（大于 7 小时/周）超重/肥胖的概率显著增加；而刘卓娅等（2012）则认为比起看电视持续时间，长时间上网可能与超重/肥胖的关联在青少年群体中更为明显（只有上网时间变量在多元回归模型中有统计学意义）。静态行为或看电视行为虽独立于体育锻炼或全天体力活动与超重/肥胖有密切联系，但是 Fitzgerald 等（1997）认为体力活动对它们两者之间的关系也有一定的调节作用，即它能减少静态行为与超重/肥胖的正向关系，起到一定的保护作用。

（二）前瞻性研究

有关静态行为与肥胖等关系的前瞻性研究结果并不完全一致。一方面，Mitchell 等（2013）和 Mozaffarian 等（2011）认为静态行为与随访期的肥胖或体重增长相关，每人每天每增加 1 小时将使得 4 年后体重增长 0.31 磅。另一方面，Crawford 等（1999）和 Pulsford 等（2013）则认为当控制了年龄、BMI、社会经济文化水平、饮食习惯以及体力活动等因素后，静态行为/看电视时间与体重增加的关系没有统计学意义。从研究的具体内容来看，这些结果的不一致可能是由于静态行为的测量方法或包含的内容（仅包含主观测量的看电视时间）、统计的样本量、调整变量（如是否调整基线 BMI 等）以及人群本身等的差异所造成。Chomistek 等（2013）基于大样本的研究结果显示，在调整了闲暇时段体力活动的前提下，无心脑血管疾病史绝经后女性过长的静态行为与心脑血管危险因子也存在统计学关联。这说明静态行为除了与肥胖有关外，还与心脑血管疾病或危险因素等其他健康相关因素存在密切关联。

一般认为，静态行为由于其身体活动强度小（能量消耗减少）并可能伴有吃零食(能量摄入增加)等从而增加超重/肥胖的发生概率,多数学者把它作为一种原因(回归方程中的自变量)来考察。但是,Pulsford 等(2013)系统整理现有研究后认为,静态行为与超重肥胖间的因果联系及其关系方向还存有较大争议,部分研究结果认为静态行为可能是结果而非原因。这可能是由于静态行为与 BMI 测量准确性的差异造成。从统计学角度来看,把较不精确的指标(如主观自我报告的静态行为)当作结局变量即因变量将可能放大预测的效应,而把较不精确的指标(更大的误差)当作暴露变量即自变量将可能减弱这种效应。这就不难理解用客观测量并较精确的基线 BMI 来预测若干年后的静态行为常有统计学意义,反之则不行。同时,也可能存在肥胖者更倾向于采取静态行为的生活方式或更不愿参与轻度或中、高强度的体育锻炼。

二、静态行为与癌症、死亡率

Thorp 等人(2011)认为无论是横断面还是前瞻性的研究,静态行为(或每增长 1 小时/天)与全死因、疾病死亡率都存在密切联系,并且这一关联已经控制了 BMI、体力活动、人口社会学等因素的影响。Schmid 等(2015)、Campbell 等(2013)和 Chau 等(2013)基于大样本研究和 Meta 分析结果进一步提示,过长的静态行为与中高强度的体育锻炼都独立于任何原因引起的过早死/死亡。Wijndaele 等人(2011)研究认为,静态行为与全因、心脑血管死亡率统计学关联的机制可能是由于:第一,静态行为降低了个体全天的身体活动水平,较低的体力活动水平与较低的能量消耗、较低健康水平相关;第二,通过屏前静态行为如电视广告等增加了个体高能食物或零食的摄入,较高的能量摄入可导致肥胖,从而降低了健康水平与提高了由心血管疾病导致的死亡率。此外,Qi 等(2012)提出过长的静态行为时间也有可能增强了疾病(如肥胖)的基因易感性。静态行为与健康相关的理论解释模型如图 1-3 所示。

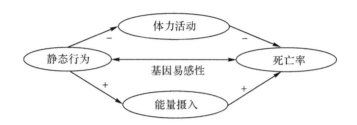

图 1-3　静态行为与健康相关的模型示意图

三、静态行为与骨密度及其他

Ma 等（2003）、Wang 等（2003）和 Ye 等（2014）研究后认为，在体力活动不足或静态行为时间过长与骨质含量的减少、较低骨密度峰值或前臂骨折有一定联系。同时，Vicente－Rodriguez 等（2009）研究提示额外的体力活动或轻体力活动能调节/减少静态行为对骨骼健康的负面影响。Wang 等人（2008）研究了中国老年女性（≥65 岁）骨质疏松的社会行为因素后则认为，在调整了年龄、体重的情况下，静态行为并没有显著增加患骨质疏松的危险度（Odds Ratio）。这说明静态行为与骨骼健康的关系是否独立于体重、体力活动标准量（等于大于 150 分钟/周）或额外体育锻炼等还存有争议。此外，Williams 等（1999）和 de Wit 等（2011）研究显示（屏前）静态行为也与恐惧症/惊恐症障碍、精神抑郁、生活满意度、身体意象不满（Body image dissatisfaction）等有关。

综上所述，静态行为与肥胖、心脑血管疾病、癌症、骨密度下降及其他健康问题存在一定的关联，但多数研究结果来源于横断面研究，而前瞻性、剂量—效应关系及干预性实验研究相对不足。同时，已有研究多数以看电视作为静态行为的替代性指标，而对其他类型的静态行为如交通性静态行为、学习性静态行为、社交性静态行为等较少涉及。此外，对于静态行为健康危害临界值（干预点）的研究也并不充足。因此，需要进一步探索静态行为（特别是非屏前静态行为）与健康（心脑血管、代谢性、运动机能、心理认知等）之间前瞻性的剂量—效应关联（独立效应），并且探讨可能的关联路径、调节因素及解释性机制，为相应的政策建议出台提供科学数据支撑。

第三节　静态行为的影响因素及其干预

本节主要分青少年/儿童和成人两个群体讨论了静态行为的影响因素/决定性因素、行为干预等方面的内容。

一、静态行为的影响因素

从静态行为研究领域来看，其健康危害虽还有一些待解决的问题，但已形成了诸多共识；相较之下，静态行为的决定性（Determinants）/相关因素及基于实证研究的有效干预性策略方面的研究就显得更为不足。而深入研究静态行为的决定因素有助于制定有效的具体干预措施。

从生态学角度来看，Owen 等（2011）认为静态行为与体力活动的决定性因素都可分为个体、社会、组织/社区、物理性环境以及政策环境等，如图 1-4 所示。不同的行为场景（Behavior setting）及相关环境对具体的行为具有相当的决定性作用。因此，可以把静态行为分为休闲时间、办公/学习、交通以及居家时等四个方面。具体从外部环境来看，绿道、公园等的公共政策以及新闻媒体的相关信息传播、站着办公或学习的社会支持（社会文化环境）、气候或空气质量的自然环境等都会影响到静态行为。从行为场景的特征或可及性来看，缺乏可步行的道路、过多省力装置（如电梯）以及办公桌椅设计等都可能是重要影响因素。从对环境的主观察觉来看，察觉到积极活动（Active）的不舒适、不安全或者省力装置的舒适和静态性娱乐的吸引力等也会对个体的行为产生作用。而个体的特质、身心状态以及家庭情况等也是静态行为的核心要素。虽然这个模型几乎适合分析所有的人群，但是也有部分内容更适用于特定人群，如学校环境（School environment）适用于学生群体

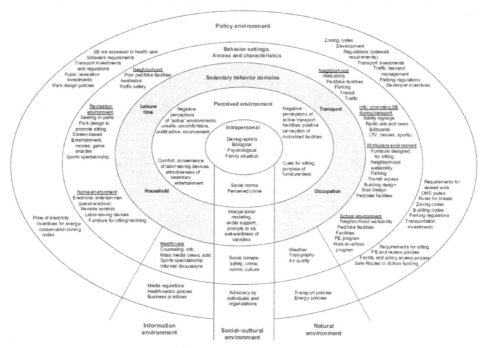

图 1-4 静态行为影响因素的生态学模型

注:OHS 为 occupational health and safety(职业性健康与安全)的简写,PE 为 physical education(体育教育)的简写,Ped 为 pedestrian(步行)的简写,SB 为 sedentary behavior(静态行为)的简写。引自:Owen N, Sugiyama T, Eakin EE, et al. Adults' sedentary behavior determinants and interventions. American journal of preventive medicine. 2011;41(2):189-96.

等。而且,这些影响因素或相关因素在不同年龄段、人群的作用大小或重要程度也存在差异。

(一)青少年、儿童

目前,关于青少年/儿童静态行为决定性因素的研究还并不足以形成统一结论,还需要更多高质量的前瞻性研究支持。在以往有限的研究中,个体的生物性或人口统计学方面的决定因素研究相对较多,如种族、性别、BMI、父母受教育情况等。Salmon 等(2011)、Harding 等(2015)和 Smith 等(2015)研究认为,男性、年龄/年级、BMI 及抑郁等与静态行为呈正相关,单亲家庭、父母教育程度或收入较低、父母观看/健康行为、较低社会地位以及房间里有电视机等与静态行为/看电视存在正向关联,儿童时期与其成年后的电视观看时间也有关。客观测量的邻里环境(如可步行性、邻里密度等)与儿童的看电视时间是否有关还缺乏统计学数据支持。Wang 等(2015)研究结果显示,任何形式的父母支持如口头鼓励、照看等能预测较低的中国青少年静态行为的时间。在有关青少年、儿童的决定性因素研究中,大部分把观看电视作为静态行为的替代性指标,而对其他类型的探讨较少,而且不同类型的静态行为如交通性、学习性、电脑使用等的决定性因素也并不完全一致。精确测量决定性因素对于开展有效的、针对性干预来说至关重要,把体力活动/体育锻炼相关因素的指标作为静态行为决定性因素的指标体系进行直接研究,对于与体力活动有着不同含义及机制的静态行为来说并不非常妥当。

(二)成年人

新近有关成年人静态行为决定性因素的研究中主要关注物理性环境因素如邻里或社区可步行性(Walkability):街道链接、居住密度、有限土地多样性及大型停车场通道等。但是,有关这部分的研究却出现模棱两可的结果,Van Dyck 等(2010)认为居住区的可步行性与客观测量/自我报告的静态行为存在正向关联,但 Sugiyama 等(2007)却认为可步行性与看电视时间呈负向关系。这些结果的差异可能是因为可步行性指标、静态行为的测量方法(客观仪器测量与主观问卷测量的区别)及行为类型(看电视、上网、聊天、打电话、交通工具等)、国家或人群的不同造成。一般而言,住在郊区的人比起住在市中心的人可能会较多地花费时间在驾车或乘坐汽车等交通工具上,有较多的交通性静态行为;而家周边没有诸如公园之类的设施将会有更多的人待在家里看电视等。

Williams 等(1999)研究认为,在体力活动研究中发现的社会心理方面的因素却并不与静态行为(如看电视)有密切联系。这可能是由于看电视属于一种非有意决定的行动,也少有关于静态行为或电视观看时间的社会性特征(如社会交往、社会符号等)的研究报告。

性别、年龄、职业、有无子女及受教育程度也与静态行为有关,但表现出国内外结果的部分不一致或关系完全相反的结果。比如在国外发达国家，女性或受教育水平较低者静态行为/看电视较长，而国内成人却是受教育程度高或男性更长。这些社会经济水平或人口学因素在静态行为与其决定性因素的关系中可能起到了重要的中介性作用，在制定具体措施时需要进一步研究，确定这类因素间的具体关系以及找出高危人群并实施有针对性干预——这是因为这类因素也很可能在静态行为的干预有效性方面起着重要的作用。

二、静态行为的干预

（一）青少年、儿童

基于静态行为或体力活动的决定性因素及行为干预理论等，多项研究考察了青少年静态行为的干预效应。整合多项研究结果后显示，直接针对减少静态行为而不是增加体力活动的研究有更大/更好的实验效应量/效果，并且儿童人群及长期干预要分别好于青少年、短期干预的效果。这些干预实验大多数是从家庭、学校（含学前、幼儿园等）和社区等三个方面施加干预。有两项基于家庭环境采用电视时间闭锁装置等对看电视进行干预的研究出现了不尽一致的结果，Todd 等（2008）研究结果显著减少了媒体使用的时间，而Ni Mhurchu 等（2009）研究却在调整了基线电视观看时间等后其差值并不存在统计学意义。已发表的文献显示，多数较为有效的青少年、儿童屏前静态行为干预都是基于学校的策略，针对其他非屏前静态行为的干预研究由于缺乏决定性或相关因素的研究证据而较少涉及，并且也鲜有基于学前、托儿所等场所开展的静态行为干预研究。

（二）成年人

Gardiner 等（2011）研究了老年人静态行为后认为，通过面对面（Face to face）目标设定（Goal-setting）的咨询、"为你的健康而站立"计划（the Stand Up For Your Health Program）以及基于社会认知理论（Social cognitive theory）和行为选择理论（Behavioral choice theory）而设计的特定干预内容，有

效降低了静态行为总时间的 3.2%。Otten 等(2009)采用电子闭锁装置的干预实验中,干预组也成功降低了 62%的电视观看时间和 3.2%的静态行为总时间,而控制组的静态行为总时间却增加了 1.1%。Prince 等(2014)通过 Meta 方法研究结果显示,针对减少静态行为的干预能有效降低静态行为时间。Chau 等(2010)经过文献系统梳理后认为,现有关于在工作场所开展的干预性研究结果显示,一般干预组比起对照组并没有降低更多自我报告的静态行为时间。De Cocker 等(2015)认为这可能是由于工作场所的干预存在诸多障碍如担心生产效率、不符合实际、站着尴尬以及习惯于坐等原因所导致。除了减少静态行为总时间以外,干预的另一重要目标是增加休息次数/间歇次数。有研究认为,增加静态行为的间歇次数对减少静态行为的健康危害有积极作用。

减少静态行为并有效提升人群健康水平是研究成果的归宿和最终价值体现,而不同人群决定性因素的明确是开展干预的前提条件。在各种决定性因素中,家庭周边或社区的可步行性是国外发达国家的研究热点。我国正处于全面建设小康社会与加快城市化、现代化的进程中,社区的可步行性应该成为群众体育与城市规划研究的重要课题和优先领域。同时,需要进一步探索老年、中青年、青少年儿童等各类人群静态行为特别是非屏前静态行为的决定性因素,基于流行病学证据研究物理性环境因素(如房间电视、社区可步行性、可调高度的办公桌椅等)对静态行为的影响,开展基于中国人群修正后的行为转变整合模型和在多种场合真实环境下(学校/工作场所、社区、家庭等)的干预性研究。

第二章

我国成人静态行为与体育锻炼流行现况①

社会经济发展和科技进步在给人们带来富足、便利生活的同时,也逐渐地改变着人们的生活行为方式。随着城镇化、现代化、信息化的进一步推进,私家车、电脑的普及以及各种节省体力装置的大量应用等都极大地降低了人们日常的体力活动量,人们更倾向于一种静态的生活方式,这对民众健康产生了诸多危害。历次全国性体育与健康调查结果显示,人群超重/肥胖率的加速上升、体质的结构性下降以及较低的成人经常性体育锻炼参与率(仅10%左右)、过长的久坐行为已成为困扰我国各级政府体育、卫生部门的重要问题。

国际上,体育锻炼和静态行为是体育运动研究领域和公共卫生研究领域的重要概念和共同热点。经常性的中、高强度体育锻炼有助于提高健康体适能、降低非传染性慢性疾病与增进生活质量等。然而,Biswas 等(2015)、Patel 等(2010)以及众多学者研究后都认为,即使对于经常性锻炼者来说过长的静态行为(如静态行为总时间≥6 小时/天或观看电视≥3 小时/天等)也对其身心健康存在诸多危害。提高体育锻炼参与率、水平和尽可能地减少静

---

① 本章部分内容已发表在《首都体育学院学报》2016 年第 4 期上。

态行为是相辅相成、不可分割的姊妹关系,并对增加全天体力活动量和促进健康具有重要意义。目前,国内关于全国性的成人体育锻炼特别是其纵向数据的专题研究鲜见报告,不利于确定体力活动不足的高危人群并实施干预。本章内容主要基于 2004—2011 年中国健康与营养调查(简称 CHNS)数据,分析我国成人体育锻炼、静态行为的流行状况及变化趋势,兼论静态行为与体育锻炼行为的关系,为进一步推进我国群众体育事业和制定政策措施提供科学参考。

第一节　流行现状:基于 CHNS 数据的横断面分析

一、对象与方法

(一)研究对象

选取 2011 年 CHNS 数据的相关样本作为研究对象,按照相关标准剔除了有关样本后,本研究共计分析了 12611 条。剔除标准包括年龄小于 18 周岁,肿瘤患者或孕妇,体育锻炼和静态行为问卷条目全部不为 0 或 1(即全部缺失),以及体育锻炼和静态行为时间超过其活动人群平均水平的 3 个标准差(异常值)等。

CHNS 由美国北卡罗来纳大学教堂山分校卡罗来纳人口中心、全国营养与食品安全研究所、中国疾病控制与预防中心等多家单位共同合作完成,是目前中国覆盖面最广、规模最大的以家庭为基础的纵向数据库,具有全国人口代表性。CHNS 始于 1989 年,2004 年起调查内容开始涉及成人的静态行为状况,2011 年调查的地域除原有的 9 个省份或自治区(黑龙江、辽宁、山东、河南、江苏、湖北、湖南、贵州和广西)外又增加了上海、北京和重庆 3 个城市点。该项研究的抽样方法采取多阶段随机整群抽样法,详见 http://www.cpc.unc.edu/projects/china。

(二)统计方法

本研究中,体育锻炼、静态行为的指标分别由 CHNS 成人调查表的"体力活动"部分和"静坐的活动"部分(见附件 1)计算得来。体育锻炼活动类型由武术(功夫等),体操、舞蹈、杂技,田径(跑步等)、游泳,足球、篮球、网球,羽毛球、排球,其他活动(如乒乓球、太极)等 6 个条目组成。静态行为活动的类型包括看电视、玩游戏机、使用电脑、阅读以及其他等。调查问卷的"体力活动"和"静坐的活动"部分(节选)如表 2-1 所示。按比例合并"周一——周五"和"周六—周日"数据并加总所有条目数值即得到体育锻炼、静态行为指标数据。

表 2-1 "体力活动"和"静坐的活动"例题(各 1 题)

活动的类型	是否参加这些活动? 0 不参加 1 参加 9 不知道 * 如果"不参加"或"不知道", 询问下一项活动。	平均每天花多少时间? * 若不知道,则记录−9：99。 周一——周五　　周六—周日
武术(功夫等)	☐	☐☐：☐☐　☐☐：☐☐
看电视	☐	☐☐：☐☐　☐☐：☐☐

笔者把参加体育锻炼活动类型中的任何一种即定义为参与体育锻炼,参与体育锻炼的人数除以总数即为体育锻炼参与率。江崇民等人(2007)把每周参加体育锻炼频度 3 次及以上,每次体育锻炼持续时间 30 分钟及以上,每次体育锻炼的运动强度达到中等及以上的人,称为"经常参加体育锻炼"的人。由于 CHNS 与国家体育总局在体育锻炼方面的调查问卷差异,无法严格地按照标准计算出"经常参加体育锻炼"者,只能近似地以"体育锻炼≥90分钟/周"概念来取代进行比较;同时,美国的体育锻炼标准为"每周参加中等强度体育锻炼频度 5 次及以上,每次体育锻炼持续时间 30 分钟及以上或每周参加高强度体育锻炼频度 3 次及以上,每次体育锻炼持续时间 20 分钟及以上的人",因此本研究又增加了"体育锻炼≥150 分钟/周"的概念纳入统计分析。

所有指标按 2010 年全国人口普查数据进行标准化,即将历年研究人群的年龄、性别统一在 2010 年全国人口普查的基准,依据 2010 年人口各年龄段、性别构成比来计算样本指标的加权系数,消除不同年份间研究人群的年龄、性别结构差异对研究指标的干扰,以提高结果的全国代表性。体育锻炼、静态行为指标不同性别、居住地进行横断面比较时,连续性变量(如静态行为时间)采用独立样本 T 检验,分类变量(如体育锻炼参与率)采用卡方检验。所有统计过程都由统计软件 Stata 12.1 或 SPSS 20.0 完成。

二、结果

(一)静态行为流行状况

经性别、年龄标准化后,样本平均年龄 50.53 岁,城乡、不同性别间差异没有统计学意义,分布较为均匀。成人花费在静态行为的总时间约为 3.5 小时/天,静态行为时间过长者(≥6 小时/天)占比 15.36%,并且城镇、男性的静态行为时间分别高于乡村、女性($p < 0.001$);在各种类型中,电视观看占据了约 2/3 的静态行为时间,电脑使用、其他、阅读时间等依次降低;其中,女性看电视时间略多于男性,但没有统计学意义($p > 0.05$),结果如表 2-2 所示。

(二)体育锻炼流行状况

成人(≥18 岁)体育锻炼参与率总体为 16.27%,城镇、男性分别高于乡村、女性($p < 0.001$ 和 $p < 0.05$);体育锻炼≥90 分钟/周者占比 15.68%,体育锻炼≥150 分钟/周者占比 14.48%,它们与体育锻炼参与率数值差别并不大;体育锻炼≥90 分钟/周或≥150 分钟/周者占比的城乡、性别间差异与体育锻炼参与率情况相同,结果如表 2-2 所示。

表 2-2　成人基本信息、体育锻炼及静态行为流行状况

指标（均值±标准差/百分数）	总体 $n=12611$	城镇 $n=5102$	乡村 $n=7509$	城乡比较[#]	男性 $n=5935$	女性 $n=6676$	性别比较[#]
年龄（岁）	50.53 (0.14)	50.72 (0.22)	50.40 (0.17)	0.256	50.58 (0.20)	50.48 (0.19)	0.706
收入（%）							
低	14.75	10.72	17.51	<0.001	13.07	16.48	<0.001
中	25.53	22.43	27.49		25.13	25.94	
高	59.72	66.85	55.01		61.80	57.58	
婚姻（%）							
未婚	15.58	20.05	12.52	<0.001	18.44	12.67	<0.001
在婚	77.45	72.91	8.06		76.90	78.01	
离婚/丧偶/分居	6.96	7.04	6.84		4.66	9.32	
民族（%）							
汉	90.70	93.99	88.41	<0.001	90.77	90.63	0.822
其他	9.30	6.01	11.59		9.23	9.37	
教育（%）							
文盲	13.24	8.15	16.74	<0.001	8.38	18.20	<0.001
小学/初中	47.18	35.24	55.28		48.70	45.63	
高中/职业技术学校	23.56	30.77	18.54		26.00	21.06	
大专及以上	16.02	25.84	9.45		16.91	15.11	
体育锻炼时间（分钟/天）	11.04 (0.35)	17.46 (0.65)	6.72 (0.38)	<0.001	12.36 (0.55)	9.70 (0.43)	0.188
体育锻炼百分比（%）							
参与锻炼率	16.27	24.86	10.39	<0.001	18.01	14.48	0.041
锻炼≥90分钟/周	15.68	23.88	10.10	<0.001	17.44	13.88	0.060
锻炼≥150分钟/周	14.48	22.19	9.26	<0.001	16.09	12.84	0.178

续　表

指标(均值± 标准差/百分数)	总体 $n=12611$	城镇 $n=5102$	乡村 $n=7509$	城乡 比较[#]	男性 $n=5935$	女性 $n=6676$	性别 比较[#]
静态行为时间 (分钟/天)							
看电视	113.51 (0.82)	113.33 (1.24)	113.70 (1.05)	<0.001	110.97 (1.22)	116.11 (1.09)	0.577
电脑使用	43.02 (0.95)	58.56 (1.56)	32.39 (1.12)	<0.001	51.94 (1.55)	33.91 (1.07)	<0.001
阅读	15.51 (0.52)	23.75 (0.69)	9.90 (0.70)	<0.001	16.13 (0.56)	14.87 (0.87)	<0.001
其他	38.89 (0.76)	47.97 (1.29)	32.55 (0.88)	<0.001	38.57 (1.11)	39.23 (1.04)	0.037
合计	208.14 (1.50)	239.62 (2.44)	186.57 (1.83)	<0.001	214.57 (2.24)	201.57 (2.00)	<0.001
静态行为≥360 分钟/天(%)	15.36	21.49	11.12	<0.001	16.50	14.20	0.001

[#]:年龄、体育锻炼时间、静态行为时间的比较采用独立样本 T 检验,体育锻炼、静态行为参与率/百分比等的比较采用卡方检验。

三、讨论

本研究中,成人花在静态行为的时间平均每天 3.5 小时,介于刘爱玲等人(2008)与顾凯等人(2002)报告的结果之间。这可能是由于本研究与前述两项研究的对象(社会经济人口学指标的差异)、调查时间点(科技的进步、生活方式的改变)的不同所造成。静态行为的城乡间、男女间差异等的结果与以往研究结论基本一致,它提示城乡、性别因素可能是影响成人静态行为时间的重要社会人口学因素。本研究并不包括职业性静态行为时间,而职业性静态行为是工作者每天占据最多的静态行为。但由于其处于职场环境下,很大程度上受固有工作模式的影响,难以改变而成为研究的相对"盲区"。

统计结果显示,体育锻炼情况的 3 个指标一致性较好,而且成人一旦参加体育锻炼即达到一定的运动量，"偶尔"参加者的自我报告率较低。体育锻炼≥90 分钟/周、体育锻炼≥150 分钟/周者占比略高于江崇民等（2013）调查结果"经常参加体育锻炼者"占比 7.4、6.2 个百分点。本研究结果的体育锻炼参与率远低于近年体育总局的调查结果（2013 年为 49.2%，2014 年为 50.5%），也低于 2014 年体育锻炼"达到每周一次及以上"的人口占比（39.8%）。这可能是由于问卷设计与调查对象、时间及方式等的不同造成。它也提示不能直接比较 CHNS 和体育总局的体育锻炼数据，应当把它作为另一种指标来反映居民的体育锻炼情况；同时也提示不同的调查方式其结果可能存在较大差异。体育锻炼的城乡、性别差异的结果与以往相关研究结论相一致。此外，总体上我国成人远低于欧美等国家 30%—50% 的经常性体育锻炼参与率或达到体育锻炼标准的人口占比。

由此，笔者认为我国城乡成年居民经常性参与体育锻炼的比例较低，并且农村、女性参与更少；成人闲暇时段花费在静态行为方面的时间约为 3.5 小时，其中电视观看占据三分之二的时间，我国成人较低经常性体育锻炼参与率与较长人均静态行为时间并存。不管是静态行为还是体育锻炼/健身行为，都与人体的身心健康密切联系。虽然，在屏前静态行为方面中国较之美国并不算高，但随着社会经济的进步与发展，增长趋势若不加以遏制其必将对大众的健康产生重要的不利影响。同时，对比发达国家的群众体育发展水平，以运动健身为核心的积极健康生活方式养成方面，我们还任重道远。

第二节　静态行为与体育锻炼的动态变化

一、对象与方法

（一）研究对象

选取 2004 年、2006 年、2009 年和 2011 年 CHNS 数据的相关样本作为研究对象。按照相关标准剔除了有关样本后，本研究共计分析了 41793 条记录,其中 2004 年、2006 年、2009 年和 2011 年分别为 9632 条、9642 条、9908 条和 12611 条,具体剔除标准与要求见本章第一节"对象与方法"部分。

(二)统计方法

2004 年至 2011 年的所有指标按 2010 年全国人口普查的性别、年龄构成比进行标准化,以提高数据的代表性和各年间的可比较性。美国成人屏前静态行为数据来源于大型数据库 NHANES(网址为:http://www.cdc.gov/nchs/nhanes.htm),选取 2004 年、2006 年和 2011 年相关数据进行统计与比较。所有统计过程都由统计软件 Stata 12.1 或 SPSS 20.0 完成。

二、结果

(一)静态行为的变化趋势

2004 年至 2011 年静态行为时间变化呈"J"型趋势,其中看电视、阅读时间呈略微下降态势,而电脑使用时间和其他静态行为所花时间呈上升趋势,见图 2-1。不同年龄段来看,老年、中年、青年人群(按世界卫生组织的分类

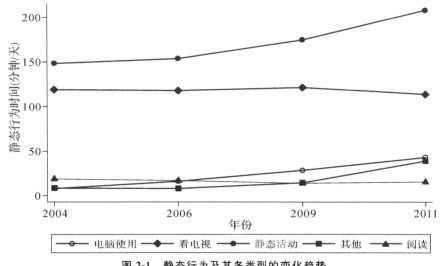

图 2-1 静态行为及其各类型的变化趋势

标准)虽然电脑使用时间都上升但中青年人群上升最快，并且青年人群所花时间最多，到 2011 年平均每人已超过 1 小时/天；中老年阅读时间存在波动现象，而青年人阅读时间呈下降趋势，见图 2-2。

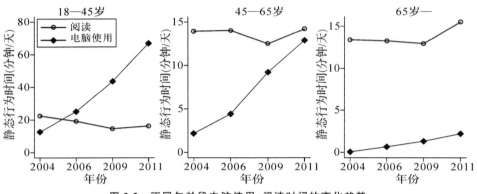

图 2-2　不同年龄段电脑使用、阅读时间的变化趋势

(二)体育锻炼的变化趋势

总体上看，7 年间城乡成年居民体育锻炼参与率、体育锻炼时间≥90 分钟/周、体育锻炼时间≥90 分钟/周都呈上升态势，其中 2009 年至 2011 年上升更为明显(斜率更大)；乡村女性、乡村男性、城市女性到城市男性体育锻炼

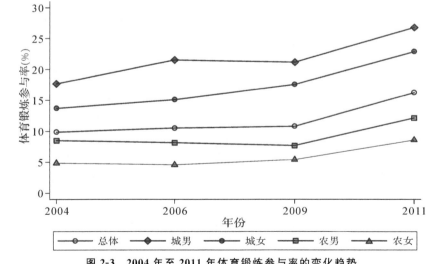

图 2-3　2004 年至 2011 年体育锻炼参与率的变化趋势

参与率逐级增高,各个人群 7 年间的变化趋势与总体近似,但城市居民增长要略快于乡村居民,近似向右开口的喇叭状,见图 2-3、图 2-4、图 2-5。分年龄段来看,18—44 岁和 45—64 岁两个年龄段的趋势同于总体趋势,但是 65 岁以上组却不尽相同即 2004 年至 2009 年逐步降低,而从 2009 年到 2011 年有快速上扬,见图 2-6。

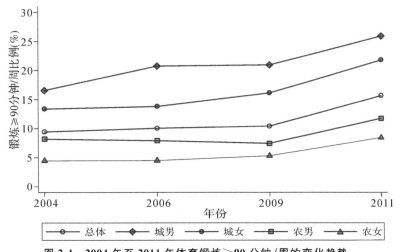

图 2-4　2004 年至 2011 年体育锻炼≥90 分钟/周的变化趋势

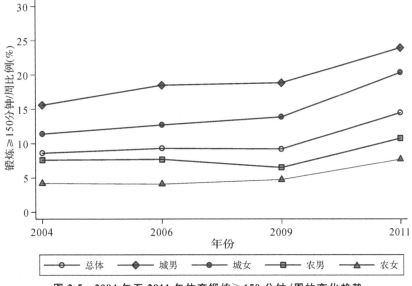

图 2-5　2004 年至 2011 年体育锻炼≥150 分钟/周的变化趋势

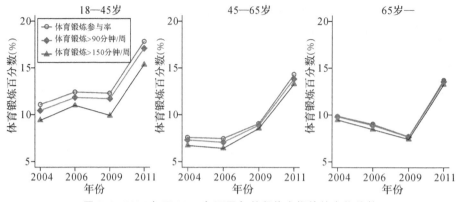

图 2-6　2004 年至 2011 年不同年龄段体育锻炼的变化趋势

（三）中美屏前静态行为变化趋势的比较

总体上，中国成年居民的观看电视时间要少于美国成人，每天少看约半小时，从趋势来看，其差距越来越小，见图 2-7。美国成人的电脑使用时间也要长于中国人，但我国城市男性青年（18—45 岁）的电脑使用时间已经达到或略高于美国成人的平均水平，见图 2-8。

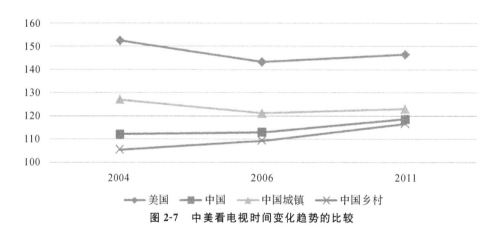

图 2-7　中美看电视时间变化趋势的比较

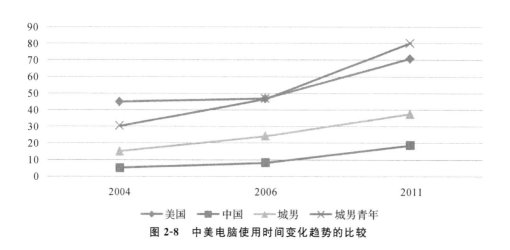

图 2-8　中美电脑使用时间变化趋势的比较

三、讨论

2004 年至 2011 年间我国成年居民的静态行为时间呈上升态势,特别是随着电脑的进一步普及和互联网时代的到来,我国居民特别是青年人使用电脑的时间越来越多。其他静态行为时间的上升可能是由于近年来使用智能、触屏手机的快速增长所致,但还需进一步调查数据支持。建议今后把智能手机的使用纳入到静态行为的测量中。进一步数据分析显示,静态行为变化趋势的城乡、性别间差异并不大。此外,中国成人屏前静态行为时间要少于美国,但差距正逐渐缩小。

从不同教育水平分组分析来看,不同年龄段间存在较大差异(特别是电脑使用方面)的原因可能是由于不同年龄段的受教育程度存在较大差异所致。即使年纪较大者,若受过高等教育其电脑使用率与时间也可能较高、较长。我们进一步地对数据进行分析发现,受调查的中、青年人群较之老年人群有更高的受教育水平,而受教育水平与电脑使用等又有密切联系。因此,我们认为不同年龄段间电脑使用变化趋势存在较大差异的原因可能是由于不同年龄段的受教育程度存在较大差异所致。此外,为避免因研究对象的不一致而造成分析结果的失真,我们还对体育锻炼参与率和静态行为进行了纵向数据(即同一个人不同年份调查所得的数据)的分析,所得结果与以上研究结果基本一致。

本研究人群体育锻炼参与率的变化趋势及城乡、性别间差异与国家体育总局的历年调查结果基本一致即都逐年上升。而 2009 年后体育锻炼参与率的增长率更大可能与 2008 年国家体育事业的工作重心从"举国体制"办奥运的竞技体育转向"全民健身"的群众体育有关,它也提示我国体育部门政策的制定、实施与导向可能对居民体育锻炼行为存在积极有效的作用,但这一初步结论还需要充分考虑了社会经济发展的作用以及进行更为严格的政策评估研究加以验证。城乡间、性别间的差异也进一步提示,全民健身的突破人群似乎可以放在农村女性上。

我国城市男性青年(18—45 岁)的电脑使用时间已经达到或略高于美国成人的平均水平,它提示我国部分人群中的教育文化水平、工作或生活模式已与国外发达国家没有明显差异,同时也提示我国各类人群的内部差异较大。

因此,从 2004 年至 2011 年的 7 年间体育锻炼参与率或初步达到建议量的人口比例呈上升趋势;与此同时,平均静态行为时间也逐渐上扬,特别是其中的屏前静态行为如电脑使用等更是增长迅猛。以往国内体育学术界对诸如静态行为等的体力活动类型关注较少,但其流行广泛、增长迅速并且对于健康的危害也不容忽视,因此需要我们今后加强对静态行为(作为一种体力活动的重要类型)的研究,制定有效的针对性措施,以进一步推进群众体育与健康事业的发展。

第三节　成人静态行为与体育锻炼的关系

已有研究认为,静态行为虽在一定程度上独立于体育锻炼对健康产生影响,但体育锻炼或体力活动也对静态行为与相关疾病的关系有一定的调节作用。然而,以往研究中对于他们两者间的关系还存在模棱两可的结果。从统计学上来说,中国成人的静态行为与体育锻炼究竟是怎样一种关系? 社会人口学等因素是否能调节他们间的关系？这些关系的明确对于从整体上认清我国成人的体力活动现状及其各类型间的相互关系，以及对于今后人群相关行为的针对性干预和体力活动各类型间的转换都有积极意义。

一、对象与方法

（一）对象

在"静态关系"的研究中，笔者把 2004 年至 2011 年的所有数据合并进行分析，即分析历年静态行为与体育锻炼之间的关系，不区分调查年份或时间点。在"动态关系"的研究中，把后一调查年份减去前一调查年份的体育锻炼或静态行为的差值作为变量进行分析，"静态关系"分析样本为 41793 个条目，"动态关系"分析样本为 22220 个条目。

（二）方法

为便于统计分析，笔者把静态行为、体育锻炼按照差值大小和样本数划分为 4 个等级，具体见表 2-3。

表 2-3 静态行为与体育锻炼差值分类表

变量	单位	等级 1	等级 2	等级 3	等级 4
静态行为 （n＝2220）	分钟/天 条目数	＜−60.00 6186	−59.99—0.01 5276	0.02—60.01 4800	＞60.01 5958
体育锻炼 （n＝2220）	分钟/天 条目数	≤0 20642	0—210 489	211—420 609	＞420 480

在探讨体育锻炼与静态行为两者的关系时，首先从横断面角度（静态关系）分析他们频数分布情况，然后从纵向角度（动态关系）对他们的关系进行误差图的描述，最后在简单模型（仅有两个变量）的基础上逐步添加性别、年龄以及其他社会经济水平等指标进入模型，观察模型的拟合及已进入模型指标的变动情况，以考察这些指标相互间的可能关系。所有统计分析都在 SPSS 20.0 中完成。

二、结果

（一）静态行为与体育锻炼的静态关系

从表 2-4 结果来看，静态行为时间的分布基本呈正态，从每天小于 1 小时到 8 小时/天递增时，其体育锻炼的参与率（LTPA）、达到 90 分钟（LTPA90）/周或 150 分钟/周（LTPA150）的人数占比也越来越高，3 个指标的趋势一致；但当静态行为时间超过 8 小时/天时体育锻炼的各项指标却有所下降，经方差分析，这些组间的差异都有统计学意义。

从不同性别、年龄段、城乡、教育水平的结果来看，也与上述结果基本一致。

表 2-4 不同静态行为时间的体育锻炼参与情况

静态行为分类	LTPA N（%）	LTPA90 N（%）	LTPA150 N（%）
0 小时/天	73(2.2)	69(2.0)	64(1.9)
0～1.9 小时/天	997(5.9)	949(5.6)	873(5.2)
2～3.9 小时/天	1787(13.0)	1732(12.6)	1621(11.8)
4～5.9 小时/天	1012(19.7)	981(19.1)	911(17.8)
6～7.9 小时/天	434(24.6)	419(23.7)	388(22.0)
8＋小时/天	172(19.5)	146(18.6)	157(17.8)
P 值	0.000	0.000	0.000

（二）静态行为与体育锻炼的动态关系

统计作图结果显示，不管是以体育锻炼差值等级还是静态行为差值等级为自变量，静态行为与体育锻炼的动态关系也都呈现正向联系，如图 2-9 和图 2-10 所示。同时，经回归分析或分层分析，即使纳入其他潜在的干扰变量如性别、年龄及社会经济水平等，结果也基本一致。

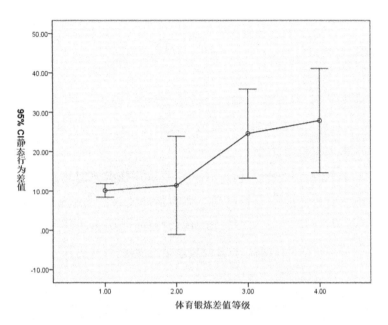

图 2-9 不同体育锻炼差值等级的静态行为差值变化

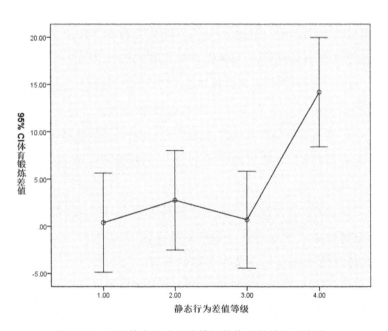

图 2-10 不同静态行为差值等级的体育锻炼差值变化

三、讨论

研究结果显示，静态行为与体育锻炼的静态、动态关系都呈现正向关联。同时，经回归分析及分层分析，即使纳入其他潜在的干扰变量性别、年龄及社会经济水平等也不能对模型产生显著影响。

据笔者掌握的资料来看，很少有研究关注并分析他们之间的关系。从仅有的考察静态行为主要类型看电视与体力活动关系的文献来看，结果也存在不一致。Marshall 等（2004）认为，电视观看时间与体力活动存在显著的负向相关，而 Biddle 等（2004）却认为电视观看或玩游戏与体力活动并不存在统计学的关联。

笔者认为，静态行为和体育锻炼虽属于体力活动的两个完全不同的方面，但可能经由心理因素产生关联。个体似乎也确实存在一种内在的动机，当自身察觉到较多的静态行为或较低健康水平时，以增加体育锻炼来加以中和、补偿和提升健康水平。这也从另一方面说明我国居民可能已经普遍形成"过多静态行为有害健康"和"加强体育锻炼有助于健康"的积极认识。

他们之间的这种可能关系也间接地部分解释了为什么静态行为与总体力活动量的关系无统计学意义或仅存在很微弱的关系。这是因为个体还存在一种内在的调节机制，察觉到过多的静态行为时会以增加体育锻炼或其他体力活动来加以补偿，节省了的能量被增加了能量消耗所替代，从而使得人体能量达到动态平衡。

但是，过长的静态行为却不能完全被体育锻炼所弥补，而且这一内在的调节机制也将失灵。正如笔者所观察到的那样，当静态行为达到每天 8 小时以上时，其体育锻炼的参与率或参与时间并没有进一步上升，而是下降。"久坐不动"（不仅坐得久而且很少运动）是这一人群最为恰当的描述。它也说明把人群的静态行为干预临界点定为 8 小时/天似乎有一定理论基础和现实意义。

由此，笔者认为我国成人静态行为与体育锻炼存在表面的正向联系，人体具有某种内在的体力活动能量消耗平衡机制，"运动有助于健康，多动来补偿不动"的心理过程是其可能中介变量。然而，当静态行为过长时这一平衡机制将失去作用，它提示我们需要对静态行为过长者进行一定的干预。

本章、第三章及第六章第一节的研究数据主要来源于中国健康与营养调查(CHNS)。我们感谢国家营养与食品安全研究所、中国疾病控制与预防中心、卡罗来纳人口研究中心(5 R24 HD050924)、北卡罗来纳大学教堂山分校，国家卫生研究所(NIH)以及 Fogarty 国际研究中心等机构从 1989 年到 2011 年对 CHNS 数据收集和分析文件整理的资金支持。同时感谢中日友好医院、中国卫生部对于 CHNS 2009 的支持。

第三章

成人(屏前)静态行为与肥胖

　　"肥胖致病"或"肥胖本身就是疾病"虽早已被广泛的科学研究证实,但对于我国普通民众特别是农村居民来说还并未被充分认识。与此相类似的是,运动锻炼有助于健康虽已被广泛接受,但静态行为的健康危害却仍然未被足够重视,甚至还处于忽视/无视状态。普通民众往往也存在一定的误区,即认为只要有足够的体育锻炼,过长静态行为并未对健康产生危害,或者认为足够的体育锻炼可以完全抵消过长静态行为对人体的损害。而我国成人(屏前)静态行为究竟与肥胖存在怎样的关系,特别是前瞻性关联怎样,学术界还未有一致结论。因此,本章主要基于 CHNS 数据,采用横断面与前瞻性两种研究方法,探讨了(屏前)静态行为与肥胖(体重指数、腰围)的关系,为进一步深入研究中国成人减少静态行为、提升体力活动水平从而控制成人超重/肥胖的流行率提供参考。

第一节 静态行为与肥胖:一项横断面研究的结果

一、对象与方法

(一)对象

选取 2004 年、2006 年、2009 年和 2011 年 CHNS 数据的相关样本作为研究对象,按照相关标准剔除了有关样本后,本研究共计分析了 39475 条记录(因各指标缺失情况不同,不同指标之间分析时样本可能存在差异)。剔除标准包括年龄小于 18 周岁,体重指数、腰围数值以及体育锻炼和静态行为问卷条目不缺失,以及体育锻炼和静态行为时间超过其活动人群平均水平的 3 个标准差(异常值)等。CHNS 数据库的介绍详见 http://www.cpc.unc.edu/projects/china。

(二)统计方法

本研究中,体育锻炼、静态行为的指标分别由 CHNS 成人调查表的"体力活动"部分和"静坐的活动"部分计算得来。体育锻炼活动类型由武术(功夫等),体操、舞蹈、杂技、田径(跑步等)、游泳,足球、篮球、网球,羽毛球、排球,其他活动(如乒乓球、太极)等 6 个条目组成。静态行为活动的类型包括看电视、玩游戏机、使用电脑、阅读以及其他等。按比例合并"周一——周五"和"周六—周日"数据并加总所有条目数值即得到体育锻炼、静态行为指标数据。

本节的主要统计方法有简单相关分析、偏相关分析以及 Logostic 回归分析等。首先,通过简单相关与偏相关分析方法考察了静态行为与体重指数、腰围的关系;其次,在进一步调整了体重指数的情况下探索静态行为与中心性肥胖(腰围)的关系;最后基于 Logistic 回归模型对正常体重(体重指数)成人的电视观看与肥胖(腰围)的关系作出分析。所有统计过程都由统计软件 Stata 12.1 或 SPSS 20.0 完成。

二、结果

（一）静态行为与体重指数、腰围的关系

　　静态行为及其构成如看电视等与体重指数、腰围的简单相关有统计学意义（除"其他"类型外），但相关系数较小（r＜0.2），见表 3-1。腰围较之体重指数与静态行为的相关系数更大，而电脑与体重指数、腰围为负向相关。分性别的结果与总样本的结果基本一致，见表 3-2 和表 3-3。进一步地分年龄段以及控制了性别、教育、家庭收入、吸烟、饮酒、城乡、婚姻状况和体育锻炼（小于或大于等于 150 分钟/周的二分变量）等变量后，结果显示青年人群中只有看电视时间与体重指数、腰围有统计学意义（p＜0.05）；中年人的静态行为、看电视时间与体重指数、腰围有统计学意义（p＜0.001），其他与体重指数、阅读与腰围也有统计学意义（p＜0.05）；老年人的静态行为、看电视时间以及电脑使用时间与体重指数、腰围的关系都有统计学意义（p＜0.05），电脑使用时间仍然是"保护"因素，见表 3-4、表 3-5 和表 3-6。

表 3-1　静态行为及其组成与体重指数、腰围的简单相关

		体重指数	腰围	静态行为	看电视	阅读	电脑	其他
体重指数	Pearson 相关性	1	0.655**	0.042**	0.061**	0.013**	−0.019**	0.007
	显著性（双侧）		0.000	0.000	0.000	0.010	0.000	0.159
	N	39475	37022	39475	38255	38893	39475	39475
腰围	Pearson 相关性	0.655**	1	0.053**	0.070**	0.033**	−0.019**	0.004
	显著性（双侧）	0.000		0.000	0.000	0.000	0.000	0.440
	N	37022	40190	37372	36227	36825	37372	37372
静态行为	Pearson 相关性	0.042**	0.053**	1	0.685**	0.410**	0.472**	0.484**
	显著性（双侧）	0.000	0.000		0.000	0.000	0.000	0.000
	N	39475	37372	41793	40484	41162	41793	41793
看电视	Pearson 相关性	0.061**	0.070**	0.685**	1	0.053**	−0.083**	0.004
	显著性（双侧）	0.000	0.000	0.000		0.000	0.000	0.403
	N	38255	36227	40484	40484	40177	40484	40484

续　表

		体重指数	腰围	静态行为	看电视	阅读	电脑	其他
阅读	Pearson 相关性	0.013**	0.033**	0.410**	0.053**	1	0.127**	0.051**
	显著性(双侧)	0.010	0.000	0.000	0.000		0.000	0.000
	N	38893	36825	41162	40177	41162	41162	41162
电脑使用	Pearson 相关性	−0.019**	−0.019**	0.472**	−0.083**	0.127**	1	0.166**
	显著性(双侧)	0.000	0.000	0.000	0.000	0.000		0.000
	N	39475	37372	41793	40484	41162	41793	41793
其他静态行为	Pearson 相关性	0.007	0.004	0.484**	0.004	0.051**	0.166**	1
	显著性(双侧)	0.159	0.440	0.000	0.403	0.000	0.000	
	N	39475	37372	41793	40484	41162	41793	41793

** 在 .01 水平(双侧)上显著相关。

表 3-2　男性静态行为及其组成与体重指数、腰围的简单相关

		体重指数	腰围	静态行为	看电视	阅读	电脑使用	其他
体重指数	Pearson 相关性	1	0.659**	0.071**	0.046**	0.062**	0.030**	0.014
	显著性(双侧)		0.000	0.000	0.000	0.000	0.000	0.056
	N	18534	17108	18534	17940	18212	18534	18534
腰围	Pearson 相关性	0.659**	1	0.098**	0.071**	0.095**	0.028**	0.019*
	显著性(双侧)	0.000		0.000	0.000	0.000	0.000	0.014
	N	17108	17304	17304	16760	17005	17304	17304
静态行为	Pearson 相关性	0.071**	0.098**	1	0.635**	0.418**	0.509**	0.478**
	显著性(双侧)	0.000	0.000		0.000	0.000	0.000	0.000
	N	18534	17304	19837	19193	19481	19837	19837
看电视	Pearson 相关性	0.046**	0.071**	0.635**	1	0.061**	−0.111**	−0.015*
	显著性(双侧)	0.000	0.000	0.000		0.000	0.000	0.039
	N	17940	16760	19193	19193	19027	19193	19193
阅读	Pearson 相关性	0.062**	0.095**	0.418**	0.061**	1	0.074**	0.037**
	显著性(双侧)	0.000	0.000	0.000	0.000		0.000	0.000
	N	18212	17005	19481	19027	19481	19481	19481
电脑使用	Pearson 相关性	0.030**	0.028**	0.509**	−0.111**	0.074**	1	0.185**
	显著性(双侧)	0.000	0.000	0.000	0.000	0.000		0.000
	N	18534	17304	19837	19193	19481	19837	19837

续　表

		体重指数	腰围	静态行为	看电视	阅读	电脑使用	其他
其他静态行为	Pearson 相关性	0.014	0.019*	0.478**	−0.015*	0.037**	0.185**	1
	显著性(双侧)	0.056	0.014	0.000	0.039	0.000	0.000	
	N	18534	17304	19837	19193	19481	19837	19837

**. 在 .01 水平(双侧)上显著相关。

*. 在 0.05 水平(双侧)上显著相关。

表 3-3　女性静态行为及其组成与体重指数、腰围的简单相关

		体重指数	腰围	静态行为	看电视	阅读	电脑使用	其他
体重指数	Pearson 相关性	1	0.669**	0.016*	0.074**	−0.038**	−0.080**	0.001
	显著性(双侧)		0.000	0.019	0.000	0.000	0.000	0.853
	N	20941	19914	20941	20315	20681	20941	20941
腰围	Pearson 相关性	0.669**	1	−0.007	0.070**	−0.069**	−0.105**	−0.011
	显著性(双侧)	0.000		0.326	0.000	0.000	0.000	0.134
	N	19914	20068	20068	19467	19820	20068	20068
静态行为	Pearson 相关性	0.016*	−0.007	1	0.735**	0.395**	0.428**	0.492**
	显著性(双侧)	0.019	0.326		0.000	0.000	0.000	0.000
	N	20941	20068	21956	21291	21681	21956	21956
看电视	Pearson 相关性	0.074**	0.070**	0.735**	1	0.045**	−0.053**	0.021**
	显著性(双侧)	0.000	0.000	0.000		0.000	0.000	0.003
	N	20315	19467	21291	21291	21150	21291	21291
阅读	Pearson 相关性	−0.038**	−0.069**	0.395**	0.045**	1	0.193**	0.067**
	显著性(双侧)	0.000	0.000	0.000	0.000		0.000	0.000
	N	20681	19820	21681	21150	21681	21681	21681
电脑使用	Pearson 相关性	−0.080**	−0.105**	0.428**	−0.053**	0.193**	1	0.147**
	显著性(双侧)	0.000	0.000	0.000	0.000	0.000		0.000
	N	20941	20068	21956	21291	21681	21956	21956
其他静态行为	Pearson 相关性	0.001	−0.011	0.492**	0.021**	0.067**	0.147**	1
	显著性(双侧)	0.853	0.134	0.000	0.003	0.000	0.000	
	N	20941	20068	21956	21291	21681	21956	21956

**. 在 0.01 水平(双侧)上显著相关。

*. 在 0.05 水平(双侧)上显著相关。

表 3-4 青年人静态行为与肥胖的偏相关分析结果

		体重指数	腰围	静态行为	看电视	电脑使用	阅读	其他
体重指数	相关性	1	0.709	0.006	0.024	−0.006	−0.020	−0.002
	显著性(双侧)	.	0.000	0.527	0.008	0.484	0.026	0.856
	df	0	12768	12768	12768	12768	12768	12768
腰围	相关性	0.709	1	0.016	0.028	0.000	−0.010	0.001
	显著性(双侧)	0.000	.	0.073	0.002	0.961	0.260	0.885
	df	12768	0	12768	12768	12768	12768	12768
静态行为	相关性	0.006	0.016	1	0.630	0.510	0.298	0.502
	显著性(双侧)	0.527	0.073	.	0.000	0.000	0.000	0.000
	df	12768	12768	0	12768	12768	12768	12768
看电视	相关性	0.024	0.028	0.630	1	−0.096	0.023	0.012
	显著性(双侧)	0.008	0.002	0.000	.	0.000	0.011	0.175
	df	12768	12768	12768	0	12768	12768	12768
电脑使用	相关性	−0.006	0.000	0.510	−0.096	1	−0.055	0.135
	显著性(双侧)	0.484	0.961	0.000	0.000	.	0.000	0.000
	df	12768	12768	12768	12768	0	12768	12768
阅读	相关性	−0.020	−0.010	0.298	0.023	−0.055	1	−0.008
	显著性(双侧)	0.026	0.260	0.000	0.011	0.000	.	0.339
	df	12768	12768	12768	12768	12768	0	12768
其他静态行为	相关性	−0.002	0.001	0.502	0.012	0.135	−0.008	1
	显著性(双侧)	0.856	0.885	0.000	0.175	0.000	0.339	.
	df	12768	12768	12768	12768	12768	12768	0

表 3-5 中年人静态行为与肥胖的偏相关分析结果

		体重指数	腰围	静态行为	看电视	电脑使用	阅读	其他
体重指数	相关性	1	0.671	0.052	0.043	0.013	0.009	0.026
	显著性(双侧)	.	0.000	0.000	0.000	0.094	0.255	0.001
	df	0	15703	15703	15703	15703	15703	15703
腰围	相关性	0.671	1	0.055	0.047	0.016	0.023	0.015
	显著性(双侧)	0.000	.	0.000	0.000	0.050	0.005	0.062
	df	15703	0	15703	15703	15703	15703	15703

续　表

		体重指数	腰围	静态行为	看电视	电脑使用	阅读	其他
静态行为	相关性	0.052	0.055	1	0.799	0.282	0.319	0.443
	显著性（双侧）	0.000	0.000	.	0.000	0.000	0.000	0.000
	df	15703	15703	0	15703	15703	15703	15703
看电视	相关性	0.043	0.047	0.799	1	−0.047	0.041	0.008
	显著性（双侧）	0.000	0.000	0.000	.	0.000	0.000	0.303
	df	15703	15703	15703	0	15703	15703	15703
电脑使用	相关性	0.013	0.016	0.282	−0.047	1	0.005	0.038
	显著性（双侧）	0.094	0.050	0.000	0.000	.	0.502	0.000
	df	15703	15703	15703	15703	0	15703	15703
阅读	相关性	0.009	0.023	0.319	0.041	0.005	1	0.006
	显著性（双侧）	0.255	0.005	0.000	0.000	0.502	.	0.471
	df	15703	15703	15703	15703	15703	0	15703
其他静态行为	相关性	0.026	0.015	0.443	0.008	0.038	0.006	1
	显著性（双侧）	0.001	0.062	0.000	0.303	0.000	0.471	.
	df	15703	15703	15703	15703	15703	15703	0

表 3-6　老年人静态行为与肥胖的偏相关分析结果

		体重指数	腰围	静态行为	看电视	电脑使用	阅读	其他
体重指数	相关性	1	0.563	0.048	0.071	−0.026	−0.020	−0.005
	显著性（双侧）	.	0.000	0.000	0.000	0.042	0.114	0.685
	df	0	6223	6223	6223	6223	6223	6223
腰围	相关性	0.563	1	0.060	0.091	−0.029	−0.023	−0.013
	显著性（双侧）	0.000	.	0.000	0.000	0.023	0.066	0.318
	df	6223	0	6223	6223	6223	6223	6223
静态行为	相关性	0.048	0.060	1	0.838	0.109	0.274	0.451
	显著性（双侧）	0.000	0.000	.	0.000	0.000	0.000	0.000
	df	6223	6223	0	6223	6223	6223	6223
看电视	相关性	0.071	0.091	0.838	1	−0.018	−0.009	0.008
	显著性（双侧）	0.000	0.000	0.000	.	0.150	0.493	0.522
	df	6223	6223	6223	0	6223	6223	6223

续　表

		体重指数	腰围	静态行为	看电视	电脑使用	阅读	其他
电脑使用	相关性	−0.026	−0.029	0.109	−0.018	1	−0.047	0.020
	显著性(双侧)	0.042	0.023	0.000	0.150	.	0.000	0.116
	df	6223	6223	6223	6223	0	6223	6223
阅读	相关性	−0.020	−0.023	0.274	−0.009	−0.047	1	−0.019
	显著性(双侧)	0.114	0.066	0.000	0.493	0.000	.	0.141
	df	6223	6223	6223	6223	6223	0	6223
其他静态行为	相关性	−0.005	−0.013	0.451	0.008	0.020	−0.019	1
	显著性(双侧)	0.685	0.318	0.000	0.522	0.116	0.141	.
	df	6223	6223	6223	6223	6223	6223	0

(二)静态行为及其组成与中心性肥胖的关系

当控制了性别、年龄、教育、家庭收入、吸烟、饮酒、城乡、婚姻状况、体育锻炼以及体重指数等变量后,静态行为时间、看电视时间及电脑使用时间与腰围的关系有统计学意义($p < 0.05$),见表3-7。而电脑使用时间与腰围的关系也从负向变为了正向关联。另从分性别、分年龄段的统计结果也显示,他们间的关系或趋势与上述基本一致(结果未展示)。

表 3-7　调整体重指数后静态行为与腰围肥胖的偏相关

		腰围	静态行为	看电视	电脑使用	阅读	其他
腰围	相关性	1	0.028	0.029	0.011	0.004	−0.001
	显著性(双侧)	.	0.000	0.000	0.033	0.404	0.815
	df	0	34712	34712	34712	34712	34712
静态行为	相关性	0.028	1	0.730	0.365	0.306	0.468
	显著性(双侧)	0.000	.	0.000	0.000	0.000	0.000
	df	34712	0	34712	34712	34712	34712
看电视	相关性	0.029	0.730	1	−0.103	0.028	−0.002
	显著性(双侧)	0.000	0.000	.	0.000	0.000	0.763
	df	34712	34712	0	34712	34712	34712

续　表

		腰围	静态行为	看电视	电脑使用	阅读	其他
电脑使用	相关性	0.011	0.365	−0.103	1	−0.033	0.102
	显著性（双侧）	0.033	0.000	0.000	.	0.000	0.000
	df	34712	34712	34712	0	34712	34712
阅读	相关性	0.004	0.306	0.028	−0.033	1	−0.002
	显著性（双侧）	0.404	0.000	0.000	0.000		0.668
	df	34712	34712	34712	34712	0	34712
其他静态行为	相关性	−0.001	0.468	−0.002	0.102	−0.002	1
	显著性（双侧）	0.815	0.000	0.763	0.000	0.668	.
	df	34712	34712	34712	34712	34712	0

（三）正常体重成人电视观看时间与肥胖的关系

在正常体重指数的成人中，当调整了性别、年龄、城乡等潜在的干扰变量后，看电视时间在以腰围（二分变量）为因变量的模型中仍然有统计学意义（Beta＝1.043，95％CI：1.020—1.067，p＝0.000），见表 3-8。

表 3-8　正常体重成人肥胖影响因素的 Logistic 回归分析

纳入模型中的变量	B	S. E.	Wals	df	Sig.	Exp (B)	EXP(B)的 95％ C. I.	
							下限	上限
性别	0.394	0.042	89.279	1	0.000	1.482	1.366	1.608
年龄等级	0.585	0.024	620.114	1	0.000	1.796	1.715	1.880
城乡	−0.131	0.032	16.514	1	0.000	0.877	0.823	0.934
家庭收入	0.097	0.019	25.991	1	0.000	1.102	1.062	1.144
吸烟	−0.063	0.022	8.015	1	0.005	0.939	0.899	0.981
饮酒	0.067	0.016	17.673	1	0.000	1.069	1.036	1.103
教育	0.038	0.021	3.418	1	0.065	1.039	0.998	1.082
婚姻状况	0.221	0.042	27.357	1	0.000	1.248	1.148	1.355
体育锻炼	0.057	0.051	1.283	1	0.257	1.059	0.959	1.169

纳入模型中的变量	B	S.E.	Wals	df	Sig.	Exp(B)	EXP(B)的 95% C.I.	
							下限	上限
看电视时间	0.042	0.012	13.476	1	0.000	1.043	1.020	1.067
常量	−2.401	0.160	226.366	1	0.000	0.091		

三、讨论

当控制了性别、年龄、教育、家庭收入、吸烟、饮酒、城乡、婚姻状况以及体育锻炼等变量后,静态行为时间特别是看电视时间与体重指数、腰围存在统计学关联;从各年龄段比较来看,年龄越大静态行为与肥胖的关系似乎越紧密。同时,即使进一步调整了体重指数,静态行为、看电视以及电脑使用时间也与腰围的关系有统计学意义;而且看电视时间也与正常体重成人的肥胖有关。

已有大量研究表明"苹果型"肥胖(即中心性肥胖)较之"梨子型"肥胖对人体健康的危害更大。一般而言,体重指数代表的是人体整体的肥胖程度,而腰围反映的是肥胖的中心化趋势,但由于腰围与体重指数有一定的相关性,所以为更好地探究他们间的真实联系,在研究静态行为与中心性肥胖(以腰围为替代性指标)时进一步控制了体重指数。当控制了潜在干扰变量后,静态行为时间、看电视时间及电脑使用时间与腰围存在正向关系,即使进一步分性别、分年龄段其结果也基本一致。

以往研究显示,即使对于正常体重(体重指数大于等于 18.5 并且小于25)的人群,其腰围若大于一定数值(男性腰围大于等于 85,女性腰围大于等于 80)也会对健康产生危害。为此,笔者采用静态行为的替代性指标(看电视时间)来探索其对正常体重成人肥胖(正常体重指数但腰围超过临界值)的影响。当调整了潜在干扰变量后,看电视时间与中心性肥胖相关。这一结果提示,静态行为特别是其主要组成观看电视的时间不仅与全身性肥胖存在关联,也似乎与肥胖的中心化趋势有一定关系。

由此,笔者认为静态行为与全身性肥胖、中心性肥胖存在一定关联,同时其主要组成部分看电视时间也与正常体重人群的肥胖存在联系；它提示在进行肥胖人群的行为干预时，静态行为这一重要的生活习惯不可忽视。

第二节 静态行为与体重指数的动态关系

一、对象与方法

（一）对象

选取 2004 年、2006 年、2009 年和 2011 年 CHNS 数据的相关样本作为数据处理的原始研究对象，经相邻调查年份间的样本匹配，本节合并总样本为 39123 个条目，删除静态行为时间或体重指数数值缺失样本 19017 个条目，最终分析样本为 20106 个条目。

（二）方法

"动态关系"的研究中，把后一调查年份减去前一调查年份的体重指数或静态行为的差值作为变量进行分析，探讨指标变化（差值）间的相互关联。如前所述，为了便于分析，笔者把静态行为按照差值大小和样本数划分为 4 个等级，具体见表 2-2。本节的主要统计方法有方差分析与回归分析等。所有统计过程都由统计软件 Stata 12.1 或 SPSS 20.0 完成。

二、结果

（一）静态行为、体育锻炼的变动与体重指数变化

随着静态行为差值等级的不断上升，体重指数差值也越来越大，组间差异有统计学意义（F＝2.738，P＝0.042）；而随着体育锻炼差值等级的不断上升，体重指数差值也越来越小，组间差异有统计学意义（F＝5.336，P＝0.001），见表 3-9。

表 3-9 不同静态行为差值等级和体育锻炼差值等级的体重指数差值比较

指标	等级	Mean	N	标准差	F	显著性
静态行为差值等级	1.00	0.1139	5566	1.76330		
	2.00	0.1251	4779	1.65115		
	3.00	0.1812	4361	1.67837	2.738	0.042
	4.00	0.1922	5400	1.72422		
	总计	0.1522	20106	1.70850		
体育锻炼差值等级	1.00	0.1643	18664	1.70895		
	2.00	0.0772	448	1.69174		
	3.00	0.0184	558	1.59308	5.336	0.001
	4.00	−0.1165	436	1.81959		
	总计	0.1522	20106	1.70850		

(二)体重指数变动影响因素的回归分析

表 3-10 显示,静态行为变动等级、体育锻炼变动等级、不同年龄段、城乡以及基线体重指数在体重指数变动(因变量)的模型中都有统计学意义($p <$ 0.05)。

表 3-10 体重指数变动影响因素的逐步回归分析统计表

自变量	非标准化系数		标准系数	t	Sig.	B 的 95.0%置信区间		共线性统计量	
	B	标准误				下限	上限	容差	VIF
静态行为变动等级	0.026	0.010	0.017	2.539	0.011	0.006	0.046	0.998	1.002
体育锻炼变动等级	−0.047	0.022	−0.015	−2.163	0.031	−0.089	−0.004	0.958	1.044
不同年龄段	−0.163	0.017	−0.067	−9.800	0.000	−0.196	−0.130	0.995	1.005
城乡	0.030	0.011	0.020	2.782	0.005	0.009	0.051	0.950	1.053
基线体重指数	−0.113	0.003	−0.223	−32.447	0.000	−0.120	−0.106	0.993	1.007
(常量)	2.809	0.099		28.232	0.000	2.614	3.004		

三、讨论

　　静态行为花费时间的变动与体重指数变动的关系有统计学意义；即使在模型中纳入了基线体重指数、年龄、城乡等潜在的重要干扰变量，这一关系仍成立。它提示，体重指数的增长可能是经由静态行为时间的增加和能量消耗的减少，从而导致能量摄入与消耗的失衡所致。

　　本研究结果显示，静态行为、体育锻炼的变动与体重指数的变化存在线性关联，即对于体重指数而言静态行为是危险因素而体育锻炼是保护因素，这与我们的常识相一致。同时，结果显示体育锻炼变动对静态行为变动与体重指数变动间的关系似乎也有一定的调节作用，而且在静态行为差值最高组的作用最大。从统计模型来看，静态行为在 3 年间每增加 1 小时的时间，体重指数相应增长 0.017 个单位，即使同期体育锻炼时间增加 30 分钟/天也并不能完全抵消静态行为时间增加带来的体重指数增加。

　　从多元回归分析结果来看，基线体重指数越大者其越有降低体重的动机，从而促使其改变生活行为习惯，积极参加体育锻炼和减少饮食、能量的摄入。同时，年龄较大者特别是老年人有较多的闲暇时间或者健康可支配资源（财富和时间）来改善自身的体质包括减肥。此外，我国农村地区由于社会经济水平得到了长足发展，居民普遍已衣食无忧，但健康观念还往往比较落后，相当部分人存有"啤酒肚"象征"有福气"的不正确观念。所以，处于农村地区的居民更有可能增长更多的体重。

　　笔者认为我国居民的静态行为与体重指数存在动态关联，而且体育锻炼、年龄、基线体重以及城乡等因素具有一定的调节作用。

第三节　屏前静态行为及其变化与随访超重

　　随着我国改革开放的推进，社会经济的快速发展和科技的进步，人们的

46

工作方式、饮食行为以及闲暇期间的生活方式也发生着急剧的变化。与此同时,马冠生等(2005)研究结果显示我国不同性别各个年龄段的超重/肥胖发生率也都呈快速增长的趋势。而以看电视、电脑使用等为代表的屏前静态行为业已成为城乡居民日常生活的主要方式,占据了大量的闲暇时间,也与各类非传染性慢性疾病(如糖尿病、高血压、高脂血症等)存在密切联系。从横断面(Cross-sectional)研究结果来看,屏前静态行为与体重指数、腰围以及超重/肥胖存在一定的关联。但是,从前瞻性(Longitudinal)的角度进一步探讨他们之间的关系或因果联系时,其结果并不完全一致,其因果联系的方向(即属因属果)也存有争议。基于此,本节采用 Logistic 多元回归等统计学方法对 CHNS 前瞻性数据进行研究,探讨屏前静态行为(Screen-based sedentary behavior,简称 SSB)持续时间及其变化与随访超重($BMI \geq 25kg/m^2$)的关系。

一、对象与方法

(一)对象及筛选

本研究选取的样本是同时参加了 2004 年、2006 年和 2009 年中国健康与营养问卷调查和体格检查的 2004 年体重正常成人作为研究对象(总样本 2781,其中男性 1293,女性 1488),经排除屏前静态行为数据缺失或回答"不参加""不知道"以及被诊断为糖尿病、中风、心肌梗死、自报"怀孕"或服用高血压药物等样本 752 人,最终分析了样本 2029 人(其中男性 968,女性 1061)。

(二)测量与赋值

经专门培训后的调查员对被试进行问卷调查的方式采集年龄、婚姻状况、个人收入、教育水平等人口社会学指标,以及看电视、吸烟、饮酒、体育锻炼等生活方式信息。在看电视持续时间(Duration of television viewing,简称 DTV)或其他屏前行为(如电脑使用、玩游戏机等)调查时,首先询问"是否参加该活动?",答案有"不参加""参加"和"不知道",若回答"参加"再询问"平均每天花多少时间?(小时:分钟)"("若不知道,则记录-9:99"),答案分"周一至周五"和"周六至周日"两项填写。屏前静态行为(分钟/天)的计算公式为:$[(X_1(小时)\times 60+X_2(分钟)]\times 5+[(Y_1(小时)\times 60+Y_2(分钟)]\times 2)/7$。同时,要求研究对象脱鞋、仅穿轻便衣物后,采用精确到0.1厘米的便携式 SECA 测距仪(Seca North America East,Hanover,MD,USA)和精确到0.1千克的校准秤分别测量身高和体重。体重指数=体重(千克)/身高的平方(米^2)。屏前静态行为变化值=后一个年份 SSB-前一个年份 SSB,SSB 变化率=100%×(后一个年份 SSB-前一个年份 SSB)/前一个年份 SSB。本研究主要变量的编码见表3-11。

表 3-11　研究变量的编码

变量名	单位	变量编码	变量类型
年龄	周岁	/	连续
身高	厘米	/	连续
体重	千克	/	连续
体重指数	千克/米^2	/	连续
婚姻状况	/	其他	分类
		在婚	
固定收入	元/月	无	分类
		有	
教育	/	无	分类
		小学以下	
		小学	
		初中	
		高中及以上	
吸烟	/	其他	分类
		目前吸烟	
饮酒	/	不饮酒	分类

续　表

变量名	单位	变量编码	变量类型
		饮酒	
体育锻炼	分钟/周	不锻炼	分类
		锻炼	
Screen/DTV	分钟/天	＜180	分类
		≥180	
Screen/DTV 变化值	分钟/天	＜90	分类
		≥90	
Screen/DTV 变化率	百分比	＜100％	分类
		≥100％	

(三)统计方法

第一,描述性统计及其检验。对所有指标分不同 SSB 进行描述性统计,连续性变量表示为均值和标准差(括弧内),分类变量表示为个数和百分比(括弧内)。对不同 SSB 各变量的差异性检验中连续型变量用 T 检验或方差分析,而分类变量采用卡方检验。

第二,Logistic 回归分析。采用 Logistic 回归的方法对 SSB 及其变化值/率与随访超重(OR 值)的关联进行统计分析,同时调整了个体的社会经济文化水平及生活方式等。统计模型的因变量为 2009 年体重指数二分变量(即超重与否:BMI≥25),自变量为 SSB 及其变化值/率(分组详见表 3-11)。此外,为了考察 SSB 与超重的关系是否存在性别差异,我们对所有模型进一步分男性、女性两组进行了分析。所有数据都经 SPSS 20.0、Stata 11.0 软件包进行统计分析,当 $p < 0.05$ 时表示差异或纳入模型的预测指标有统计学意义。

二、结果

（一）2004 年（基线）相关指标的基本信息

Logistic 回归分析样本基线（2004 年）正常体重成人基本信息，如表 3-12 所示。不同 SSB 水平的 BMI 差异没有统计学意义（$p > 0.05$）。在总样本中，较之 SSB$<$180 分钟/天组，SSB$\geq$180 分钟/天组具有更小的年龄，更高的身高、体重以及受教育水平，已婚人士、无收入、不饮酒以及目前工作者比率较低，吸烟率、体育锻炼者比率更高（$p < 0.05$）。分性别的基线信息与总样本基本一致。

（二）超重与屏前静态行为持续时间的回归分析

屏前静态行为及其变化与超重（2009 年）关系的 Logistic 回归分析结果如表 3-13、表 3-14 和表 3-15 所示。在年龄$\geq$50 岁的成人样本中，2004—2006DTV 变化率指标有统计学意义，即表示 2004 年正常体重的 50 岁以上成人至 2006 年时若看电视时间增长一倍，2009 年体重超重的概率将是原先的 1.808 倍。

分男女组分析结果显示，在男性样本中所有指标都没有统计学意义；而女性样本中 2004—2006 屏前静态行为变化率有统计学意义（$OR = 1.762$，95%CI：$1.067—2.792$，$p = 0.026$），该指标在年龄$\geq$50 岁的女性样本中也有统计学意义（$OR = 2.668$，95%CI：$1.219—5.842$，$p = 0.014$）；在$\geq$50 岁的女性中，电视观看的变化值、变化率等指标有统计学意义（分别为 $OR = 2.614$，95%CI：$1.060—6.450$，$p = 0.037$，$OR = 2.832$，95%CI：$1.289—6.219$，$p = 0.010$）。

表 3.12 基线（2004 年）正常体重成人基线信息统计

变量	Screen（分钟/天）			男 Screen（分钟/天）			女 Screen（分钟/天）		
	<180	≥180	p 值[1]	<180	≥180	p 值[1]	<180	≥180	p 值[†]
样本量	1386(68.31)	643(31.69)	—	643(66.43)	325(33.57)	—	743(70.03)	318(29.97)	—
年龄	46.37(11.21)	44.31(12.07)	0.0002	47.31(11.37)	44.85(13.08)	0.0026	45.55(11.01)	43.75(10.92)	0.0146
身高	160.31(8.08)	161.94(8.12)	0.0000	165.88(6.36)	167.18(6.29)	0.0025	155.48(6.07)	156.57(6.00)	0.0073
体重	56.71(7.29)	57.85(7.02)	0.0009	60.63(6.95)	61.34(6.63)	0.1268	53.31(5.71)	54.28(5.44)	0.0104
BMI	22.01(1.68)	22.01(1.63)	0.9146	21.98(1.67)	21.91(1.67)	0.5168	22.02(1.70)	22.12(1.58)	0.3912
在婚	1285(92.71)	570(88.65)	0.002	591(91.91)	282(86.77)	0.011	694(93.41)	288(90.57)	0.107
教育			0.000			0.046			0.000
小学/初中	231(16.67)	86(13.37)		61(9.49)	22(6.77)		170(22.88)	64(20.13)	
高中/职高	871(62.84)	361(56.14)		433(67.34)	206(63.38)		438(58.95)	155(48.74)	
大专及以上	284(20.49)	196(30.48)		149(23.17)	97(29.85)		135(18.17)	99(31.13)	
无收入者	1117(80.59)	497(77.29)	0.000	503(78.23)	242(74.46)	0.004	614(82.64)	255(80.19)	0.096
目前吸烟	419(30.23)	225(34.99)	0.032	395(61.43)	210(64.62)	0.334	24(3.23)	15(4.72)	0.238
不饮酒者	919(66.31)	404(62.83)	0.008	233(36.24)	117(36.00)	0.022	686(92.33)	287(90.25)	0.530
体育锻炼者	70(5.05)	61(9.49)	0.000	37(5.75)	33(10.15)	0.013	33(4.44)	28(8.81)	0.005
目前工作	1004(72.44)	414(64.39)	0.000	509(79.16)	242(74.46)	0.098	495(66.62)	172(54.09)	0.000

†：连续变量为 T 检验 —— 计量资料，分类变量为卡方检验 —— 计数资料。

51

表 3.13　屏前行为时间(screen)与随访(2009 年)超重(BMI≥25)的 Logistic 回归统计表

screen 取值[†]	总样本(超重)：260(12.81)			<50 岁样本(超重)：177(13.76)			≥50 岁样本(超重)：83(11.17)		
	OR 值[‡]	CI95%	p 值	OR 值[‡]	CI95%	p 值	OR 值[‡]	CI95%	p 值
2004 年 screen	1.145	0.842,1.559	0.387	1.227	0.844,1.784	0.283	0.999	0.573,1.744	0.998
2004—2006screen 均值	1.154	0.830,1.606	0.394	1.098	0.730,1.651	0.654	1.243	0.697,2.217	0.462
2004—2006screen 变化值	1.134	0.768,1.676	0.527	1.106	0.685,1.785	0.679	1.201	0.601,2.399	0.604
2004—2006screen 变化率	1.380	0.979,1.944	0.066	1.218	0.791,1.877	0.370	1.763	0.998,3.114	0.051
2004 年 DTV	1.079	0.781,1.490	0.646	1.116	0.751,1.660	0.588	1.031	0.584,1.820	0.917
2004—2006DTV 均值	1.312	0.923,1.865	0.130	1.399	0.903,2.167	0.133	1.162	0.634,2.130	0.627
2004—2006DTV 变化值	1.222	0.803,1.860	0.350	1.164	0.684,1.982	0.576	1.353	0.676,2.709	0.393
2004—2006DTV 变化率	1.306	0.923,1.850	0.132	1.115	0.716,1.737	0.629	1.808	1.022,3.198	0.042
2004 年 other	1.060	0.646,1.741	0.816	1.093	0.625,1.911	0.755	0.829	0.256,2.684	0.755
2004—2006other 均值	1.104	0.637,1.914	0.725	1.134	0.613,2.100	0.689	0.956	0.249,3.666	0.948
2004—2006other 变化值	0.887	0.546,1.440	0.628	0.971	0.569,1.657	0.915	0.639	0.178,2.290	0.492
2004—2006other 变化率	0.962	0.626,1.478	0.859	0.863	0.532,1.401	0.552	1.530	0.546,4.285	0.418

†：screen/DTV(或均值、变化值、变化率)以180 分钟/天为界，变化值以90 分钟/天为界，变化率以100%为界的二分变量；other(或均值、变化值、变化率)以60 分钟/天为界，变化值以30 分钟/天为界，变化率以100%为界的二分变量。

‡：模型调整了基线(2004 年)BMI、年龄、婚姻、工作状况、教育、收入、吸烟、饮酒和体育锻炼。

表 3.14 男性屏前行为时间(screen)与随访(2009 年)超重的 Logistic 回归统计表

screen 取值†	总样本(超重):133(13.74)			<50 岁样本(超重):96(16.78)			≥50 岁样本(超重):37(9.34)		
	OR 值‡	CI95%	p 值	OR 值‡	CI95%	p 值	OR 值‡	CI95%	p 值
2004 年 screen	1.462	0.953,2.242	0.082	1.676	0.992,2.831	0.054	0.996	0.449,2.207	0.991
2004—2006screen 均值	1.087	0.685,1.724	0.724	1.037	0.587,1.830	0.902	1.031	0.448,2.369	0.943
2004—2006screen 变化值	0.859	0.491,1.503	0.594	1.052	0.550,2.014	0.878	0.453	0.124,1.658	0.232
2004—2006screen 变化率	1.052	0.634,1.745	0.845	1.011	0.547,1.870	0.971	1.163	0.458,2.954	0.751
2004 年 DTV	1.363	0.869,2.138	0.178	1.381	0.790,2.412	0.257	1.173	0.529,2.603	0.695
2004—2006DTV 均值	1.208	0.724,2.014	0.470	1.252	0.654,2.395	0.498	0.971	0.402,2.345	0.947
2004—2006DTV 变化值	0.856	0.445,1.644	0.640	1.059	0.483,2.324	0.886	0.496	0.135,1.826	0.292
2004—2006DTV 变化率	1.075	0.639,1.809	0.784	1.043	0.552,1.971	0.896	1.180	0.460,3.030	0.731
2004 年 other	1.268	0.670,2.397	0.466	1.355	0.663,2.771	0.405	0.820	0.154,4.372	0.816
2004—2006other 均值	1.232	0.624,2.433	0.548	1.374	0.660,2.858	0.395	0.792	0.090,6.947	0.833
2004—2006other 变化值	0.650	0.337,1.253	0.198	0.638	0.308,1.321	0.226	0.671	0.136,3.325	0.626
2004—2006other 变化率	0.716	0.410,1.251	0.241	0.599	0.322,1.116	0.106	1.686	0.342,8.312	0.521

†:screen/DTV(或均值、变化值、变化率)以 180 分钟/天为界,变化值以 90 分钟/天为界,变化率以 100% 为界的二分变量;other 以 60 分钟/天为界,变化值以 30 分钟/天为界,变化率以 100% 为界的二分变量;

‡:模型调整了基线(2004 年)BMI,年龄,婚姻,工作状况,教育,收入,吸烟,饮酒和体育锻炼。

表 3.15 女性屏前行为时间(screen)与随访(2009 年)超重的 Logistic 回归统计表

screen 取值†	总样本(超重):127(11.97)			<50 岁样本(超重):81(11.34)			≥50 岁样本(超重):46(13.26)		
	OR 值‡	CI95%	p 值	OR 值‡	CI95%	p 值	OR 值‡	CI95%	p 值
2004 年 screen	0.884	0.560,1.395	0.595	0.822	0.465,1.453	0.500	0.916	0.408,2.056	0.831
2004—2006screen 均值	1.232	0.763,1.989	0.394	1.093	0.599,1.996	0.772	1.445	0.630,3.316	0.385
2004—2006screen 变化值	1.462	0.840,2.545	0.179	1.124	0.537,2.352	0.756	2.133	0.877,5.189	0.095
2004—2006screen 变化率	1.726	1.067,2.792	0.026	1.336	0.704,2.533	0.376	2.668	1.219,5.842	0.014
2004 年 DTV	0.861	0.534,1.390	0.542	0.865	0.479,1.565	0.633	0.824	0.351,1.931	0.656
2004—2006DTV 均值	1.409	0.860,2.308	0.173	1.467	0.793,2.713	0.222	1.336	0.565,3.161	0.510
2004—2006DTV 变化值	1.615	0.919,2.837	0.095	1.201	0.568,2.539	0.631	2.614	1.060,6.450	0.037
2004—2006DTV 变化率	1.548	0.957,2.506	0.075	1.127	0.593,2.141	0.716	2.832	1.289,6.219	0.010
2004 年 other	0.693	0.289,1.661	0.411	0.606	0.212,1.732	0.350	0.904	0.165,4.945	0.907
2004—2006other 均值	0.856	0.318,2.307	0.759	0.688	0.198,2.385	0.555	0.902	0.131,6.215	0.917
2004—2006other 变化值	1.322	0.640,2.734	0.451	1.599	0.721,3.544	0.248	0.444	0.046,4.310	0.484
2004—2006other 变化率	1.598	0.768,3.327	0.210	1.703	0.698,4.157	0.242	1.399	0.358,5.469	0.630

†:screen/DTV(或均值、变化值、变化率)以180分钟/天为界,变化值90分钟/天为界,变化率以100%为界的二分变量;other(或均值、变化值、变化率)以60分钟/天为界,变化值30分钟/天为界,变化率以100%为界的二分变量。

‡:模型调整了基线(2004 年)BMI、年龄、婚姻、工作状况、教育、收入、吸烟、饮酒和体育锻炼。

三、讨论

研究显示,中国成年女性屏前静态行为及其变化值/率与随访超重有关,这一结果在 50 岁后女性中更为明显。它提示,屏前静态行为特别是其中的看电视持续时间可能是新发超重不可忽视的危险因素。这一前瞻性研究结果进一步验证了本章第一节、第二节的研究结论。

看电视持续时间与超重/肥胖的横断面关系已有诸多研究结果报道,Jakes 等(2003)和 Inoue 等(2012)认为即使控制了相关潜在重要的混杂因素(如身体活动水平)仍然较一致地认为他们间存在正向关联。在现有的文献中,基于前瞻性研究对于他们两者的关联并未得出较一致的结论,Jeffery 等(1998)研究认为当控制了社会经济文化因素、能量摄入以及身体活动水平后,看电视持续时间与体重增加没有关联或仅在部分群体(如高收入的成年女性)中有统计学意义。而本研究显示,DTV(及其变化)与超重存在时间序列的联系,即使调整了一系列潜在混杂因素后这一关联仍然存在。它为推断 DTV 与超重的因果联系提供了更为强烈的科学研究证据。

在≥50 岁女性中 DTV 变化值或率与超重关系更为密切的结果说明,两者之间的关系可能在绝经或≥50 岁后得以进一步增强。这可能是由于静态性的行为进一步破坏了某些促进或增强绝经后女性体内脂肪代谢的激素水平平衡,从而导致身体脂肪、腹部脂肪的进一步聚集。

在 Logistic 模型纳入的各自变量中,基线 BMI、体育锻炼分别是 2009 年超重的危险因素和保护因素。基线 BMI 越接近 $25kg/m^2$ 的女性其 2009 年的 BMI 越有可能达到或超过 $25kg/m^2$。因此,基线 BMI 是影响随访超重的重要因素,需要在模型中加以控制。体育锻炼在模型中为保护因素的结果也与以往的研究结论相一致。从另一方面来看,即使控制了体育锻炼的重要影响后,DTV 的变化水平仍然与 2009 年超重存在相关的结果,也说明了 DTV 的增长是一个不可替代也不应忽视的危险因素。

看电视行为往往由于其身体活动强度小、能量消耗低并可能伴有吃零食而增加了能量摄入等而增加了超重/肥胖发生的概率。但是，看电视与超重/肥胖间的因果联系及其关系方向还并不确定，Khoo 等（2012）和 Kaleta 等（2007）认为看电视持续时间可能是结果而非原因，体重指数较大或腰围较长者其更有可能倾向静态的生活方式。还有学者认为，这可能是由于看电视行为与 BMI 测量准确性的差异造成。精确度不一样的两个变量作为自变量和因变量并进行互换，其结果是不一样的。精确度较低的指标作为自变量（如看电视持续时间）时往往低估其真实效应。而本研究另有结果也显示（具体结果未展示），不管是 DTV 还是 BMI，其前期变化水平与 5 年后的超重或 DTV≥3 小时/天存在关联。它提示 CHNS 的 DTV 问卷测量精确性在一定程度上已能满足本研究变量间达到统计学意义的基本要求，并且提示 DTV 与 BMI 可能存在互为因果的联系。

本研究也存在诸多不足之处。第一，看电视持续时间测量的不精确、看电视间歇测量的缺失以及缺乏对能量摄入等潜在重要混杂变量的控制，可能影响了本研究结果的可靠性。第二，由于本研究所采用的公开前瞻性数据中没有界定女性绝经水平的相关指标，所以不能充分调整绝经对看电视与超重关系的潜在影响。与此同时，本研究也有一定优点，主要在于：（1）以往研究关注屏前行为变化与 BMI 变化的关系，属于同时发生，缺乏指标间时间维度的先后，本研究克服了这一缺点；（2）以往研究的不同时段样本并非同一人群，存在研究对象不完全一致性，而本研究的样本自始至终都为同一样本，能较好地排除前后样本的不一致所造成的潜在干扰。

由此，笔者认为成年正常体重女性特别是 50 岁后女性前期屏前静态行为特别是看电视持续时间的变化水平与随访超重存在密切的关系。它提示在成年中老年女性人群中保持或减少看电视持续时间而不是任其增长可能是预防新发超重的潜在有效措施。

第 四 章

电视观看持续时间与女性人体组成

以往研究静态行为多数仅关注电视观看行为,这是因为看电视不仅在一定程度上能反映静态行为特别是闲暇时段的静态行为时间,而且电视观看时人体的能量代谢率相较之其他类型的静态行为更低,对健康的生理性潜在危害可能更大。因此,本章内容主要探讨了静态行为的替代性指标——电视观看行为(简称 DTV)与女性人体组成(含脂肪及其分布和骨密度两个方面)的关系,这部分内容也是笔者博士学位论文(2014 年)的重要组成部分。

第一节　看电视与绝经前后女性脂肪分布[①]

肥胖特别是腹部型肥胖(Abdominal obesity)与心脑血管疾病密切相关,被誉为是健康的第一杀手。肥胖已经被美国医学协会(American Medical Association,简称 AMA)在 2013 年 6 月 18 日的年会上定义为一种疾病。Cawley 等(2012)研究结果显示,仅成人肥胖相关健康问题所引起的医疗负

———————————

① 该文是在浙江大学公共卫生学院朱善宽教授的指导下,与魏琛、黄超、马晓光等师生合作完成。

担在美国已达 1900 亿美元/年，男性和女性平均每人年肥胖相关的费用分别为 1152 美元和 3613 美元。另据徐继英等（2010）和张志坤等（2013）调查统计，在中国上海 15—69 岁人群中超重、肥胖分别占 31.0% 和 8.9%，有个别城市中年人群中甚至达到 43.3% 和 24.8%，并且腹部型肥胖女性（特别是绝经后女性）要高于男性，给社会造成了沉重的经济负担。此外，He 等（2013）认为中国人有更高的腹部脂肪百分比，它可部分地解释同等 BMI 情况下中国人为什么具有更大代谢危害的原因。

看电视被认为是一种重要的静态行为测量替代性指标并与诸多健康问题相关的区别于体育锻炼的习得行为。调查显示，中国城市居民看电视时间人均超过 2 小时/天，而 Nielsen《Television Audience Report》(2011)报告美国成人大约 4 小时/天并且成年女性要多于成年男性。Mamun 等（2012）和 Cleland 等（2008）研究后认为，看电视与较高 BMI、WC 以及身体脂肪、超重/肥胖存在横断面及前瞻性关联。然而，少有研究探讨在考虑了全身肥胖度（如调整了体脂百分比等）来考察看电视与腹部型肥胖或与脂肪分布的关系，并且以往关于看电视与肥胖关系的研究基本上采用简易的体重指数或腰围等作为肥胖或中心性肥胖的替代性指标。

依据我们现有掌握的资料来看，还没有相关研究报道成人 DTV 与精确测量的腹部脂肪或脂肪分布的关系。因此，本研究基于 DXA 测量的人体脂肪及脂肪分布，在充分考虑了年龄、社会经济文化水平、绝经、其他生活方式以及全身脂肪（分析脂肪分布时）的情况下，研究成年女性看电视持续时间与脂肪及脂肪分布的关系，为今后更有效地降低人群的腹部脂肪与优化体脂分布奠定基础。

一、对象与方法

（一）对象

通过社区或乡村相关工作人员的招募，共测试了杭州市上城区某社区和萧山区某农村的女性 626 名，当剔除年龄小于 18 岁或大于等于 80 岁（n＝

5)，DXA 数据缺失(n＝9)，没有看电视行为或 DTV 数据缺失(n＝41)，怀孕期或哺乳期(n＝9)，患乳腺癌和糖尿病(n＝34)，以及被确诊为可能影响脂肪代谢的相关疾病(如高血压、冠心病、中风、高脂血症、痛风、动脉粥样硬化和脂肪肝)且目前药物服用者(n＝116)，最终 409 人纳入了本研究的统计分析。如前章所述，所有被试都签署了知情同意书并通过了浙江大学附属第二医院伦理委员会的批准。

(二)方法

通过面对面的问卷调查，收集了被试的基本信息、社会经济水平、生活生活方式以及电视观看时间等信息。基于分析的需要，我们把 DTV 划分为：<1 小时，1 至<2 小时，2 至<3 小时以及≥3 小时等 4 个等级。饮酒(等级变量，下同)分为：从不(1)，中度(2)以及重度(3)3 个等级。中度饮酒者为目前饮酒但未达到重度饮酒标准的被试。重度饮酒者被界定为在过去一个月每天至少喝 1 次白酒、啤酒或黄酒等的被试。吸烟分为：不吸(0)和现在吸烟(累计吸烟≥100 支)(1)两种。教育分为：文盲(1)，小学(2)，中学(3)，高中(4)，大学及以上(5)等。家庭年收入分为：<30000 元(1)，30000 元—69999元(2)，≥70000 元(3)等。城乡分为：乡村(1)和城镇(2)。体育锻炼(Leisure Time Physical Activity，简称 LTPA)分为：无(1)，<150 分钟/周(2)，≥150分钟/周(3)。职业性身体活动水平分为：低，中，高以及其他(对照组)四类。绝经水平分为绝经前和绝经后，绝经后定义为自然绝经已达 12 个月(问卷调查结束后通过逐一电话随访获得具体绝经情况)。以上变量数值若有缺失将赋值其众数。体重和身高采用标准体重身高仪进行测量，要求被试着轻便衣，测量 3 次并取平均值。体重指数计算公式：体重(千克)/身高的平方(米^2)。

身体脂肪及其分布采用双能量 X 射线吸收法(简称 DXA，software version 11. 40. 004；GE-lunar Prodigy，WI USA)进行测量，测试仪器如图 4-1 所示。DXA 测试仪采用两束不同能量的 X 光同时通过人体，从人体的一侧扫描到另一侧，当两束 X 光通过只有两个或两个以上组织成分时，根据物质对 X 光吸收的规律，测量出每种组织在光束内的数量，从而通过数学模型计算出人体内脂肪,肌肉及骨的矿物质含量,并分析出人体脂肪,肌肉,骨的矿物质分布等。该测试方法可测定全身任何部位的骨质含量及其密度,精确度可达到 0.62%—1.3%,结果相对准确,重复性好,且对人体危害较小,属于国际上骨骼健康评价和脂肪含量及分布测定的"金标准"之一。

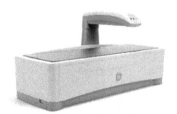

图 4-1 双能量 X 射线吸收法仪器

全身脂肪的分布(区域)特别是代表"苹果型""梨子型"肥胖特征的 Android 区域和 Gynoid 区域界定图示请见图 4-2。Android 区域:以骨盆切线为底部边界;骨盆切线上方的顶部边界,是骨盆和颈切线之间距离的 20%;侧边界为臂切线。Gynoid 区域:骨盆切线下方的顶部边界,是 Android 区域高度的 1.5 倍;高度等于 Android 区域高度的 2 倍;侧边界为外侧腿切线(引自 DXA 仪器的操作手册"GE Lunar Prodigy, enCORETM Operator's Manu")。脂肪分布指标 A/G＝Android÷Gynoid。

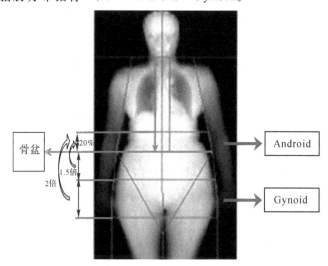

图 4-2 Android 和 Gynoid 在全身 DXA 扫描中的分布区域

在统计方法方面,我们首先对所有研究指标进行描述性统计与检验(连续性变量为方差分析,分类变量用卡方检验或 Fisher 检验)。其次,用多元回归模型对 DTV 与身体脂肪及其分布的关系进行分析。回归模型按调整的具体变量不同可分为:模型 1,调整的变量包括年龄、饮酒(分类)、吸烟(分类)、教育(分类)、收入(分类)、城乡(分类)、体育锻炼(分类)、工作体力活动(分类)以及绝经水平(分类)等,并分析了 DTV 与绝经水平等变量之间的交互作用;模型 2,模型 1+身高和身体脂肪%;模型 3,模型 1+体重和身高;模型 4,模型 1+BMI;模型 5,模型 1+全身脂肪和身高。再次,对 DTV 与身体脂肪百分比及其分布百分比的关系进行回归统计分析。最后,对是否纳入患有相关疾病(糖尿病,高血脂以及高血压等)进行了敏感性分析。所有的数据都采用 SPSS 16.0 统计软件进行分析。当 $p < 0.05$ 时表示有统计学意义。

二、结果

(一)身体脂肪与看电视持续时间的基本信息

成年女性人口社会学因素、身体脂肪以及 DTV 的基本信息统计见表 4-1。在总样本及绝经前后成年女性中,DTV 与年龄、身高、体重、收入、教育、饮酒、工作体力以及 Gynoid 脂肪等的关系没有统计学意义($p > 0.05$)。在总体女性中,不同 DTV 的城镇人口及体育锻炼人口分布不同。在绝经前女性中,DTV 越长其城镇人口与吸烟人数的比例更高。在绝经后女性中,婚姻状况、城镇人口、体育锻炼以及躯干脂肪、Android 脂肪、A/G 与 DTV 有关。

(二)身体脂肪与看电视持续时间的多元回归分析

身体脂肪及脂肪分布与 DTV(连续变量)的多元回归统计结果,见表 4-2。当调整了年龄,婚姻,饮酒,吸烟,教育,收入,城乡,体育锻炼,职业性体力活动以及绝经水平等变量(模型 1)以及身高后(模型 2),DTV 与腹部脂肪、Android 脂肪以及 A/G 的关系有统计学意义($p < 0.05$)。当进一步调整了身体脂肪百分比(模型 3)后,腹部脂肪与 DTV 的关系仍然有统计学意义。

我们对混杂因素是否与 DTV 有交互作用进行了分析，发现绝经与 DTV、3h/ d≤DTV 的交互作用有统计学意义（F＝2.929，p＝.034）。由此，我们分绝经前后两个亚样本对 DTV 与身体脂肪及其分布的关系进行进一步分析。结果显示，在调整了混杂因素（模型 1）以及身高（模型 2）、全身脂肪百分比（模型 3）的绝经后女性中，DTV 与腹部脂肪、Android 脂肪以及 A/G 的关系有统计学意义。而当在模型 2 的基础上进一步调整了体重后（模型 4），Gy-noid 脂肪、A/G 与 DTV 有关。当在模型 2 的基础上调整了全身脂肪含量后（模型 5），DTV 与腹部脂肪、Android 脂肪、Gynoid 脂肪以及 A/G 的关系有统计学意义。

表 4-3 所示为 DTV（哑变量）与身体脂肪及脂肪分布的多元回归分析结果。结果显示，在总体女性中，1h/d≤DTV＜2h/d 较之 DTV＜1h/d 组在全身脂肪和 Gynoid 脂肪方面的差异有统计学意义；3h/d≤DTV 组较之 DTV ＜1h/d 组在全身脂肪、躯干脂肪、Gynoid 脂肪和 A/G 比值方面的差异有统计学意义。在绝经前女性中，各组间的差异没有统计学意义。而在绝经后女性中，1h/d≤DTV＜2h/d 较之 DTV＜1h/d 组在全身脂肪和腹部脂肪方面的差异有统计学意义；3h/d≤DTV 组较之 DTV＜1h/d 组在全身脂肪、躯干脂肪、Android 脂肪、Gynoid 脂肪和 A/G 比值方面的差异都有统计学意义。

表 4-1　成年女性（含绝经前后）不同看电视持续时间的基本信息

变量	平均值（标准差）或数量(%)	看电视持续时间(DTV)				p 值[1]
		DTV＜1h	1h≤DTV＜2h	2h≤DTV＜3h	3h≤DTV	
总样本，n	409	76	137	93	103	
年龄，year	46.5(12.5)	46.5(12.4)	47.2(12.7)	46.3(11.1)	46.0(13.7)	＞0.05
身高，cm	156.6(5.5)	156.8(5.2)	156.5(6.0)	156.4(5.4)	156.9(5.1)	＞0.05
体重，kg	56.6(8.2)	55.3(7.2)	57.1(8.9)	55.9(8.6)	57.7(7.5)	＞0.05
已婚，n(%)	365(89.2)	72(94.7)	122(89.1)	82(88.2)	89(86.4)	＞0.05
城镇人口，n(%)	193(47.2)	29(38.2)	58(42.3)	35(37.6)	71(68.9)	＜0.001
低收入，n(%)	210(51.3)	33(43.4)	75(54.7)	51(54.8)	51(49.5)	＞0.05

变量	平均值（标准差）或数量（%）	看电视持续时间（DTV）				p 值[1]
		DTV<1h	1h≤DTV<2h	2h≤DTV<3h	3h≤DTV	
未受教育，n（%）	44(10.8)	9(11.8)	17(12.4)	11(11.8)	7(6.8)	>0.05
已绝经者，n（%）	153(37.4)	28(36.8)	56(40.9)	32(34.4)	37(35.9)	>0.05
吸烟人数，n（%）	10(2.4)	2(2.6)	1(0.7)	1(1.1)	6(5.8)	>0.05
重度饮酒，n（%）	33(8.1)	9(11.8)	11(8.0)	5(5.4)	8(7.8)	>0.05
体育锻炼[2]，n（%）	131(32.0)	19(25.0)	40(29.2)	28(30.1)	44(42.7)	<0.05
工作体力[3]，n（%）	21(5.1)	5(6.6)	9(6.6)	4(4.3)	3(2.9)	>0.05
全身脂肪，kg	18.0(5.5)	16.9(5.1)	18.5(5.8)	17.4(5.6)	18.7(5.2)	>0.05
躯干脂肪，kg	10.0(3.5)	9.3(3.3)	10.3(3.6)	9.7(3.5)	10.5(3.3)	>0.05
Android 脂肪，kg	1.7(0.6)	1.6(0.6)	1.8(0.6)	1.7(0.6)	1.8(0.6)	>0.05
Gynoid 脂肪，kg	3.2(0.8)	3.1(0.7)	3.3(0.9)	3.2(0.8)	3.3(0.8)	>0.05
A/G	0.5(0.1)	0.5(0.1)	0.5(0.1)	0.5(0.1)	0.5(0.2)	>0.05

1：连续变量采用方差分析，分类变量采用卡方检验或 Fisher 检验；2：体育锻炼≥150 分钟/周；3：工作体力活动强度较大者。

表 4-1　成年女性（含绝经前后）不同看电视持续时间的基本信息（续）

变量	平均值（标准差）或数量（%）	看电视持续时间（DTV）				p 值[1]
		DTV<1h	1h≤DTV<2h	2h≤DTV<3h	3h≤DTV	
绝经前，n	256	48	81	61	66	
年龄，year	39.2(8.9)	39.4(9.1)	39.4(9.7)	40.0(7.5)	38.2(8.9)	>0.05
身高，cm	157.4(5.5)	157.8(5.3)	157.5(5.9)	156.8(5.7)	157.6(4.9)	>0.05
体重，kg	56.5(8.7)	55.3(7.0)	57.6(10.0)	55.5(8.7)	57.0(7.8)	>0.05
已婚，n（%）	228(89.1)	44(91.7)	69(85.2)	57(93.4)	58(87.9)	>0.05
城镇人口，n（%）	120(46.9)	20(41.7)	34(42.0)	21(34.4)	45(68.2)	<0.001
低收入，n（%）	129(50.4)	23(47.9)	46(56.8)	32(52.5)	28(42.4)	>0.05
未受教育，n（%）	9(3.5)	2(4.2)	5(6.2)	2(3.3)	0	>0.05
吸烟人数，n（%）	6(2.3)	1(2.1)	0	0	5(7.6)	<0.05
重度饮酒，n（%）	11(4.3)	3(6.2)	6(7.4)	0	2(3.0)	>0.05
体育锻炼[2]，n（%）	57(22.3)	11(22.9)	13(16.0)	14(23.0)	19(28.8)	>0.05
工作体力[3]，n（%）	16(6.2)	4(8.3)	6(7.4)	3(4.9)	3(4.5)	>0.05

续　表

变量	平均值(标准差)或数量(%)	看电视持续时间(DTV)				p 值[1]
		DTV<1h	1h≤DTV<2h	2h≤DTV<3h	3h≤DTV	
全身脂肪,kg	17.5(5.7)	16.7(4.9)	18.1(6.4)	17.0(5.7)	18.0(5.4)	>0.05
躯干脂肪,kg	9.7(3.6)	9.3(3.4)	9.9(4.0)	9.4(3.6)	9.9(3.4)	>0.05
Android 脂肪,kg	1.6(0.6)	1.6(0.6)	1.7(0.7)	1.6(0.6)	1.7(0.6)	>0.05
Gynoid 脂肪,kg	3.3(0.8)	3.2(0.6)	3.3(0.9)	3.1(0.9)	3.4(0.8)	>0.05
A/G	0.5(0.1)	0.5(0.1)	0.5(0.1)	0.5(0.1)	0.5(0.1)	>0.05

1:连续变量采用方差分析,分类变量采用卡方检验或 Fisher 检验;2:体育锻炼≥150 分钟/周;3:工作体力活动强度较大者。

表 4-1　成年女性(含绝经前后)不同看电视持续时间的基本信息(续)

变量	平均值(标准差)或数量(%)	看电视持续时间(DTV)				p 值[1]
		DTV<1h	1h≤DTV<2h	2h≤DTV<3h	3h≤DTV	
绝经后,n	153	28	56	32	37	
年龄,year	58.8(6.9)	58.7(6.0)	58.4(6.7)	58.3(5.3)	59.9(8.8)	>0.05
身高,cm	155.3(5.2)	155.0(4.6)	155.0(5.8)	155.7(4.7)	155.6(5.3)	>0.05
体重,kg	56.8(7.5)	55.1(7.5)	56.5(7.2)	56.6(8.5)	58.9(6.9)	>0.05
已婚,n(%)	137(89.5)	28(100.0)	53(94.6)	25(78.1)	31(83.8)	<0.01
城镇人口,n(%)	73(47.7)	9(32.1)	24(42.9)	14(43.8)	26(70.3)	<0.05
低收入,n(%)	81(52.9)	10(35.7)	29(51.8)	19(59.4)	23(62.2)	>0.05
未受教育,n(%)	35(22.9)	7(25.0)	12(21.4)	9(28.1)	7(18.9)	>0.05
吸烟人数,n(%)	4(2.6)	1(0.36)	1(1.8)	1(3.1)	1(2.7)	>0.05
重度饮酒,n(%)	22(14.4)	6(21.4)	5(8.9)	5(15.6)	6(16.2)	>0.05
体育锻炼[2],n(%)	74(48.4)	8(28.6)	27(48.2)	14(43.8)	25(67.6)	<0.01
工作体力[3],n(%)	5(3.3)	1(3.6)	3(5.4)	1(3.1)	0	>0.05
全身脂肪,kg	18.7(5.1)	17.5(5.4)	19.1(4.8)	18.1(5.4)	20.0(4.7)	>0.05
躯干脂肪,kg	10.7(3.1)	9.5(3.3)	11.0(2.9)	10.1(3.3)	11.7(2.8)	<0.05
Android 脂肪,kg	1.9(0.6)	1.7(0.6)	1.9(0.5)	1.8(0.6)	2.1(0.5)	<0.05
Gynoid 脂肪,kg	3.2(0.8)	3.0(0.7)	3.3(0.9)	3.2(0.7)	3.3(0.8)	>0.05
A/G	0.6(0.1)	0.6(0.1)	0.6(0.1)	0.6(0.1)	0.7(0.2)	<0.05

1:连续变量采用方差分析,分类变量采用卡方检验或 Fisher 检验;2:体育锻炼≥150 分钟/周;3:工作体力活动强度较大者。

表 4.2 DTV（连续）与身体脂肪及其分布的各种回归模型

身体脂肪	DTV，小时/天				
	模型 1ᵃ(95% CI)	模型 2ᵇ(95% CI)	模型 3ᶜ(95% CI)	模型 4ᵈ(95% CI)	模型 5ᵉ(95% CI)
总样本					
全身脂肪，kg	0.466(−0.041,0.973)	0.469(−0.023,0.962)	0.111(−0.050,0.271)	−0.053(−0.237,0.132)	\
躯干脂肪，kg	0.344*(0.029,0.658)	0.345*(0.037,0.653)	0.128*(0.004,0.252)	0.026(−0.103,0.155)	0.061(−0.015,0.138)
Android 脂肪，kg	0.059*(0.004,0.115)	0.060*(0.005,0.114)	0.023(−0.003,0.049)	0.006(−0.022,0.034)	0.012(−0.009,0.032)
Gynoid 脂肪，kg	0.042(−0.036,0.120)	0.043(−0.032,0.117)	−0.007(−0.045,0.032)	−0.027(−0.070,0.015)	−0.022(−0.054,0.010)
A/G	0.015*(0.003,0.027)	0.015*(0.003,0.027)	0.011(0.000,0.022)	0.009(−0.002,0.021)	0.010(−0.001,0.022)
绝经前					
全身脂肪，kg	0.388(−0.265,1.041)	0.422(−0.215,1.060)	0.086(−0.117,0.289)	−0.005(−0.238,0.229)	\
躯干脂肪，kg	0.246(−0.162,0.654)	0.264(−0.137,0.666)	0.057(−0.096,0.210)	−0.001(−0.162,0.161)	0.004(−0.081,0.089)
Android 脂肪，kg	0.038(−0.034,0.110)	0.041(−0.030,0.112)	0.006(−0.027,0.039)	−0.003(−0.038,0.031)	−0.003(−0.027,0.022)
Gynoid 脂肪，kg	0.057(−0.041,0.155)	0.064(−0.030,0.158)	0.018(−0.027,0.063)	0.006(−0.043,0.055)	0.006(−0.030,0.042)
A/G#	0.005(−0.009,0.020)	0.005(−0.009,0.020)	0.001(−0.011,0.014)	0.000(−0.012,0.013)	0.001(−0.012,0.013)
绝经后					
全身脂肪，kg	0.665(−0.174,1.505)	0.607(−0.215,1.430)	0.161(−0.127,0.449)	−0.153(−0.482,0.175)	\
躯干脂肪，kg	0.580*(0.067,1.093)	0.549*(0.044,1.055)	0.288*(0.059,0.517)	0.097(−0.139,0.333)	0.194*(0.037,0.351)
Android 脂肪，kg	0.105*(0.012,0.198)	0.100*(0.008,0.191)	0.054*(0.007,0.101)	0.022(−0.028,0.072)	0.038*(0.000,0.076)
Gynoid 脂肪，kg	0.021(−0.113,0.156)	0.011(−0.120,0.141)	−0.052(−0.126,0.023)	−0.089*(−0.175,−0.003)	−0.073*(−0.138,−0.008)
A/G#	0.032**(0.008,0.057)	0.033*(0.009,0.057)	0.029*(0.006,0.053)	0.028*(0.002,0.050)	0.028*(0.004,0.052)

a：模型 1：调整了年龄、婚姻、饮酒、吸烟、教育、收入、城乡、体育锻炼以及职业性体力活动强度；b：模型 2：模型 1+体重和身高；c：模型 3：模型 1+全身脂肪和身高；d：模型 4：模型 1+身高；e：模型 5：模型 1+身体脂肪百分比和身高。*：$p<0.05$；**：$p<0.01$。

表 4.3　DTV(分类)与身体脂肪及其分布的多元回归分析

组别	身体脂肪[a]	DTV<1h	1h≤DTV<2h (95% CI)[b]	2h≤DTV<3h (95% CI)[b]	3h≤DTV (95% CI)[b]
总样本	全身脂肪%	Ref.	1.715*(0.117,3.313)	0.516(-1.220,2.252)	1.988*(0.271,3.704)
	腹部脂肪%	Ref.	0.778(-0.659,2.215)	0.522(-1.039,2.083)	2.031*(0.487,3.574)
	Android 脂肪%	Ref.	0.141(-0.218,0.500)	0.137(-0.253,0.527)	0.362(-0.023,0.748)
	Gynoid 脂肪%	Ref.	-0.778*(-1.530,-0.027)	-0.392(-1.208,0.425)	-1.120**(-1.928,-0.313)
	A/G 比值	Ref.	0.028(-0.009,0.065)	0.020(-0.021,0.060)	0.055*(0.015,0.095)
绝经前	全身脂肪%	Ref.	0.848(-1.245,2.941)	0.197(-2.025,2.420)	1.548(-0.689,3.786)
	腹部脂肪%	Ref.	-0.440(-2.219,1.339)	0.409(-1.481,2.298)	0.590(-1.312,2.492)
	Android 脂肪%	Ref.	-0.025(-0.480,0.429)	0.206(-0.276,0.689)	0.055(-0.431,0.541)
	Gynoid 脂肪%	Ref.	-0.482(-1.466,0.501)	-0.423(-1.467,0.622)	-0.467(-1.518,0.585)
	A/G 比值	Ref.	0.009(-0.035,0.053)	0.025(-0.021,0.071)	0.014(-0.033,0.060)
绝经后	全身脂肪%	Ref.	2.822*(0.264,5.381)	0.767(-2.136,3.670)	2.819*(0.013,5.624)
	腹部脂肪%	Ref.	2.590*(0.051,5.129)	1.069(-1.812,3.950)	4.532**(1.748,7.316)
	Android 脂肪%	Ref.	0.394(-0.239,1.027)	0.069(-0.649,0.788)	0.825*(0.131,1.520)
	Gynoid 脂肪%	Ref.	-0.893(-2.113,0.326)	-0.294(-1.678,1.089)	-2.056**(-3.394,-0.719)
	A/G 比值	Ref.	0.049(-0.021,0.120)	0.015(-0.065,0.095)	0.119**(0.041,0.196)

a：全身脂肪%＝全身脂肪/体重，腹部脂肪%＝腹部脂肪/全身脂肪，android 脂肪%＝android 脂肪/全身脂肪，gynoid 脂肪%＝gynoid 脂肪/全身脂肪，A/G 比值＝android 脂肪/gynoid 脂肪；b：模型调整的变量有年龄，身高，体重，收入，城乡，教育，婚姻，饮酒，吸烟，体育锻炼，职业性体力活动强度以及绝经(仅在总样本中加以调整)。*：$p<0.05$；**：$p<0.01$。

三、讨论与结论

看电视持续时间与绝经后女性中心性脂肪聚集存在正向关系,看电视持续时间超过 3 小时/天与全身脂肪％、躯干脂肪％、Android 脂肪％、Gynoid 脂肪％以及 A/G 等有密切关联,即使调整了若干社会经济文化水平因素、年龄、体育锻炼以及身高等后其关系仍然有意义。这一关系的确立为预防或干预女性(绝经后)身体脂肪特别是不良身体脂肪分布提供了新的行为方式途径。

我们的研究结果与以往的研究结论基本一致。虽然 McGuire 等(2012)研究认为静态行为与成人腹部脂肪(或内脏脂肪)没有关系,但是 Lakerveld 等(2011)和 Mamun 等(2012)都研究表明静态行为与腰围存在横断面及前瞻性的密切联系。他们结果的不一致可能是由于静态行为的不同内容(看电视、电脑使用、看书、机动车驾驶、办公等)与腹部脂肪或腰围的关系不尽相同所致。Goldfield 等(2011)研究认为,在肥胖/超重青少年中坐着玩录像游戏来取代其他类型的静态行为将增加代谢性危险因子。

以往关于看电视与腹部型肥胖的研究主要采用腰围作为粗略的衡量指标,并且没有考虑到体重与身高的潜在干扰作用。这是因为不同的腰围长度可能不是由于其脂肪在腹部的更多聚集而是由于不同的身体尺寸(Body size)决定的,更高更重的人具有更长的腰围而不是更多的脂肪含量或百分比。虽然 Janz 等(2002)研究也采用 DXA 测量脂肪分布,并得出结论认为在控制了年龄和身高后看电视的频次与躯干(Trunk)脂肪存在关联,但是它的研究对象为儿童并且没有把体重或全身脂肪含量纳入到方程中。而我们的研究,在调整了年龄、身高、体重/全身脂肪含量以及潜在的社会人口学干扰变量后,DTV 与脂肪分布仍然存在关联。

DTV 与女性脂肪分布存在关联可能经由全天身体活动水平、饮食习惯、性激素水平以及基因起作用。第一,身体活动总水平特别是中等强度体育锻炼与身体脂肪及其分布存在负向(Reverse)关系。DTV 的增加使得全天身体活动总负荷下降，从而致使脂肪特别是腹部脂肪的聚集。第二，看电视往往伴有不良的饮食习惯或过多的能量摄入，如看电视的同时吃零食或喝饮料，还可能受到食品类广告的影响增加了高能量食物的摄入等，从而导致脂肪的不良分布。第三，看电视等静态行为或身体活动不足还可能与激素水平存在关系，而绝经后激素水平的变化是造成脂肪聚集及脂肪重新分布的重要原因。第四，一项研究还表明看电视能增强肥胖基因的易感性，而脂肪分布与基因也有密切联系。

　　本研究结果可能有重要的公共卫生实践意义。以往研究认为，激素替代疗法（Hormone Replacement Therapy，简称 HRT）是预防绝经后女性肥胖以及腹部脂肪聚集的有效方法。而在生活方式方面，通过体育锻炼（包括耐力性和抗阻性身体练习，特别是中等强度的耐力性训练）对腹部脂肪或腹腔内脂肪的降低也有积极作用。体育锻炼或合并饮食控制较之单一饮食干预对绝经后女性腹部脂肪的下降（即使体重没有降低）有（更为）显著的效应，他们之间存在一定的"剂量—效应"关系。在中国人群的研究中高欢等（2012）也发现，有氧耐力训练合并饮食控制可有效地减少超重/肥胖青少年全身脂肪和 Android 脂肪，并且 Android 脂肪的下降要优先于 Gynoid 脂肪。我们研究发现在控制了体重或全身脂肪的前提下看电视持续时间与脂肪分布存在密切关联的研究结果可能为预防腹部脂肪聚集提供了另一种不同于体育锻炼和饮食控制的生活方式干预途径。

　　在本研究特别是绝经后女性中，随着看电视持续时间的增长，达到闲暇期间体育锻炼（LTPA）建议量的女性比例显著增加。它提示更多的 LTPA 比例并不意味着看电视活动参与或持续时间的减少，它们是不尽相同的两类活动。虽然有研究表明身体活动对于 DTV 与超重/肥胖的关系有一定的调节作用，但是在我们模型中并没有统计学意义。并且，它也提示即使已经养成体育锻炼习惯并达到锻炼建议量的群体也不能忽视长时间看电视等静态行为对身体的不良影响。此外，虽然城市人口与 DTV 有关，但是它们之间并没有显著的交互作用。

　　本研究的局限性有：第一，研究样本相对偏小，特别是 DTV 大于等于 3

小时每天的绝经后女性。较小的样本量可能会影响到模型的稳定性。第二，我们删除了患有心脑血管类疾病并服药的被试，他们很可能因为患病、服药而改变了正常的生活方式。第三，未完全调整某些对结果可能产生重要影响的混杂因素，如饮食摄入、其他类型身体活动等。在模型中没有纳入总能量摄入变量可能会影响到结果的可靠性。但是我们认为饮食情况或能量摄入可能是 DTV 与身体脂肪及脂肪分布之间关系的解释变量或在因果链（Pathway）上而不是单纯的混杂因素。同时，我们也没有发现在调整了性别、年龄、种族以及全身脂肪等因素后能量摄入与脂肪分布存在关系的证据。本研究的优点主要在于：第一，在看电视持续时间与脂肪分布的模型中，充分考虑了社会经济水平、年龄与绝经以及全身脂肪含量对他们间关系的影响，这在以往研究中鲜有涉及。第二，本研究采用精确测量的身体脂肪与脂肪分布，能较为精确地探讨脂肪分布与 DTV 的潜在关系。

我们认为女性特别是绝经后女性 DTV 与 Android 脂肪（或腹部脂肪积累）存在密切联系。这一结果提示，整合了限制饮食（限制能量摄入）、体育锻炼以及减少过长电视观看时间将更有助于预防绝经后女性的腹部脂肪积累。

第二节 看电视与绝经前后女性骨密度[①]

低骨密度和骨质疏松被认为是预测骨折的良好指标。虽然，低骨密度在全身所有的骨骼中都有可能发生，但骨折却最常见在椎骨、腕骨和盆骨。国际骨质疏松组织报告（2011）显示，女性较之男性有更高的患骨质疏松的危险度和流行率，大概每 3 名 50 岁的女性有 1 位在她们今后的生活中发生骨折。另据 2009 年国际骨质疏松组织报告，2006 年中国发生 180 万例椎骨骨折，并

---

① 本节主要结果已发表在《Journal of Bone and Mineral Metabolism》（2014 年第 32 卷）上，作者有叶孙岳、宋爱华、杨敏、马晓光、傅晓华和朱善宽，其中朱善宽教授为该文的通讯作者。同时，该文还被国际著名文献研究机构 MDLinx 网站、F1000 网站分别作为专题报道（featured）和评选为推荐阅读文章（recommended）。

预计到 2020 年和 2050 年这一数字将分别上升到 3670 万和 4850 万例。

看电视，作为静态行为的重要组成部分，与诸多健康危险因素或疾病有关，如超重、高血压、癌症、死亡、抑郁以及较低的生命质量等。Dunstan 等 (2010)的前瞻性研究也同样表明，过长的看电视(≥2 小时/天)独立于全天身体活动水平与心脑血管疾病、2 型糖尿病、全死因或心脑血管疾病死亡率等存在密切关联。

Vicente-Rodríguez 等(2009)研究显示，看电视持续时间(Duration of Television Viewing，简称 DTV)与青少年、儿童的骨密度存在负向关系。然而，有关这两者之间的关系在成人中却缺乏研究并且结果不一致。Tereszkowski 等人(2012)提示看电视可能是女大学生低骨密度的重要危险因素。但 Wang 等(2008)研究却指出，当调整了年龄和体重后，DTV≥3 小时/天比起<1 小时/天的老年女性患骨质疏松的优势比(OR 值)并没有统计学意义。

本研究的目的是在中国人群中考察较长的 DTV 是否与较低的全身或部位骨密度有关。

一、对象与方法

（一）对象

浙江大学医学院公共卫生系肥胖与人体组成研究中心(Obesity and Body Composition Research Center，简称 OBCRC)通过报纸、电话及现场招募的方式共招募到 626 名女性。当剔除年龄小于 18 岁或大于等于 80 岁，被诊断为骨质疏松症并服药，患乳腺癌，DXA、DTV 数据缺失，怀孕期或哺乳期，服用增加骨密度的保健品以及不参加看电视活动①等，最终 537 名成年女性纳入本文的分析。所有被试都签署了知情同意书，项目通过了浙江大学附属第二医院伦理委员会批准。

---

① 因该组女性平均年龄与其他组年龄差距较大(大概相差 5—6 岁)，而年龄又是影响骨密度的重要因素，故而剔除该人群。我们研究显示，即使把这部分人群纳入分析，基本结果也没有改变。

（二）变量测量与定义

通过问卷的方式（面对面询问）收集了被试的基本信息、身体活动以及看电视的时间等。笔者把 DTV 划分为：<1 小时，1 至<2 小时，2 至<3 小时以及≥3 小时等 4 个等级。饮酒、吸烟、教育等社会经济学指标的界定等参见前节方法部分。全身及各部位骨密度采用双能量 X 射线吸收法进行测量。

（三）统计分析

首先，对所有指标分不同 DTV 进行描述性统计，连续性变量表示为均值和标准差，分类变量表示为个数和百分比。连续性变量的差异性检验用方差分析，而分类变量（或等级变量）则用卡方检验。其次，应用多元线性回归模型对 DTV 与全身及部位骨密度的关系进行分析。其中，基于 Bleicher 等（2011）和 Rhodes 等（2012）的研究结果和本研究数据可提供的变量，纳入调整的潜在混杂变量包括年龄、体重、饮酒、吸烟、教育、收入、城乡、体育锻炼、职业性身体活动以及绝经水平等。再次，一般线性模型（GLM）分析了看电视与绝经、年龄等变量之间的交互作用，并分绝经前和绝经后两组对模型进行了进一步的分析。最后，对是否纳入患有相关疾病（糖尿病，高血脂，高血压以及其他心脑血管疾病）进行了敏感性分析。所有的数据都经 SPSS 16.0进行统计分析。当 p<0.05 时表示差异或纳入模型的预测指标有统计学意义。

二、结果

（一）骨密度与看电视持续时间的基本信息

成年女性及其绝经前后的 DTV 和骨密度基本信息见表 4-4。女性及绝经前后的平均年龄（标准差）分别为 49.7(12.9)，40.0(9.0)和 60.0(7.1)，绝经前后间差异有统计学意义（p<0.001）。除体重、吸烟以及收入外，绝经前

和绝经后女性的身高、饮酒、教育、城乡、体育锻炼及职业体力等存在差异。绝经前后女性 DTV 及其分布的差异没有统计学意义（$p>0.05$）。绝经后女性的全身及各部位骨密度要低于绝经前女性（$p<0.001$）。

表 4-4　绝经前后女性的基本信息

变　量	总　体	绝经前	绝经后	p 值[1]
样本量	537	275	262	/
年龄，year	49.7(12.9)	40.0(9.0)	60.0(7.1)	<0.001
身高，cm	156.4(5.6)	157.4(5.5)	155.4(5.6)	<0.001
体重，kg	57.5(8.6)	56.8(8.7)	58.1(8.4)	>0.05
重度饮酒者，n（%）	44(8.2)	14(5.1)	30(11.5)	<0.001
吸烟人数，n（%）	14(2.6)	6(2.2)	8(3.1)	>0.05
未受教育，n（%）	64(11.9)	13(4.7)	51(19.5)	<0.001
较高收入，n（%）	59(11.0)	37(13.5)	22(8.4)	>0.05
城镇人口，n（%）	283(52.7)	131(47.6)	152(58.0)	<0.05
体育锻炼[2]，n（%）	200(37.2)	61(22.2)	139(53.1)	<0.001
职业体力[3]，n（%）	25(4.7)	18(6.5)	7(2.7)	<0.001
看电视，hour/day	2.14(1.17)	2.14(1.16)	2.14(1.18)	>0.05
看电视（DTV），n（%）				
DTV<1h	100(18.6)	50(18.2)	50(19.1)	>0.05
1h≤DTV<2h	177(33.0)	92(33.5)	85(32.4)	
2h≤DTV<3h	135(25.1)	65(23.6)	70(26.7)	
3h≤DTV	125(23.3)	68(24.7)	57(21.8)	
骨密度，g/cm²				
头部	2.16(0.33)	2.27(0.29)	2.04(0.33)	<0.001
上肢	0.79(0.08)	0.82(0.06)	0.75(0.08)	<0.001
躯干	0.86(0.08)	0.89(0.07)	0.82(0.08)	<0.001
肋骨	0.62(0.06)	0.64(0.05)	0.60(0.05)	<0.001
脊柱	0.98(0.13)	1.04(0.11)	0.93(0.12)	<0.001

变 量	总 体	绝经前	绝经后	p 值[1]
盆骨	1.04(0.11)	1.08(0.09)	1.00(0.10)	<0.001
下肢	1.14(0.12)	1.18(0.10)	1.10(0.12)	<0.001
全身	1.08(0.10)	1.12(0.08)	1.04(0.10)	<0.001

1:绝经前与绝经后间比较,连续变量采用方差分析,分类变量(或等级变量)采用卡方检验;2:体育锻炼≥150分钟/周;3:高强度职业性身体活动。

(二)绝经前后骨密度与看电视持续时间的多元回归分析

成年女性及其绝经前后DTV与骨密度的多元回归分析结果(Beta系数及95%其置信区间)见表4-5。在总体女性中,当调整了年龄、体重、饮酒、吸烟、教育、家庭收入、城乡、体育锻炼、职业体力以及绝经水平等潜在混杂因素后,相对于DTV<1小时/天组,2至<3小时/天组的躯干和盆骨的骨密度更低(p<0.05);同时,盆骨与DTV增长(作为连续变量)的关系也有统计学意义。

在绝经前成年女性中,当调整了年龄、体重、饮酒、吸烟、教育、家庭收入、城乡、体育锻炼以及职业体力等潜在混杂因素后,相对于DTV<1小时/天组,1至<2小时/天组和2至<3小时/天组的躯干、脊柱和盆骨,以及≥3小时/天组的躯干、脊柱、盆骨、下肢等部位及全身的骨密度更低(p<0.05)。同时,经趋势分析,DTV(等级变量)与躯干、盆骨、下肢等部位骨密度的关系有统计学意义(p<0.05),存在一定的"剂量—效应"关系。在绝经后女性中,DTV与人体全身或各部位骨密度的关系没有统计学意义(p>0.05)。

在回归分析中,我们对回归模型进行了相关前提假设(线性、独立、正态、等方差等)适用条件的分析,经残差图分析等显示所有变量均符合回归分析的前提条件。我们对回归模型进行了多重共线性诊断,诊断结果显示容忍度(Tolerance)都大于0.10并且方差膨胀因子(VIF)都小于5即各自变量间不存在严重的多重共线性问题。同时,我们把所有的自变量都作为分类变量(哑变量,以水平1为对照组)纳入模型进行分析,结果与以上基本一致。

三、讨论与结论

研究显示，在中国绝经前女性中调整了一系列的潜在混杂变量后，较长的看电视持续时间与较低的骨密度有关。该结果提示，看电视持续时间可能是影响绝经前女性骨骼健康的一个重要相关因素。

以往有关看电视持续时间与骨密度的研究主要集中在青少年和儿童年龄段。Wang 等（2003）和 Vicente-Rodríguez 等（2009）研究结果显示，看电视持续时间＞3 小时/天与男性青少年的低骨质含量有关；即使调整了年龄、体脂含量、性别和轻身体活动，Wosje 等（2009）和 Ma 等（2003）认为每天看电视持续时间≥2 小时的青少年和儿童相比较＜2 小时/天的青少年和儿童仍具有更低的骨质含量和更高的腕部或前臂骨折的风险。然而，在成年人群特别是青中年女性人群中针对这一关系的研究还不足。

目前，对于骨折的预防主要针对老年人特别是老年女性。有研究表明，采用补充钙、维他命 D 等营养素合并一系列药物治疗的方式对于绝经后女性也许有一定的效果，但 Saag 等（2009）和 Spangler（2011）研究显示这一方法对于绝经前女性或体内已经有足够的钙质或身体吸收外界营养素的能力有限的个体却不怎么成功。对于老年人的骨质疏松症预防来说，另一个更为棘手的问题是已经在青年时发生的骨密度下降将增加此后发生骨质疏松症的风险（U. S. Department of Health and Human Services，1996）。理论上来看，由于青年女性（绝经前女性）比起中老年女性预期寿命更长也就拥有更长的发生骨折的暴露时间，即使初始的骨密度相同也具有更高的发生骨折的风险。

越来越多的研究表明，身体发育期的高骨峰值，30—50 岁骨峰值的较好保持以及 50 岁后骨峰值下降的延缓都是预防今后衰老性骨折发生的主要措施。然而，目前的措施却没有对骨峰值的保持阶段给予足够的重视。我们的结果建议，对于处于骨峰值保持阶段的绝经前女性减少看电视持续时间可能是预防其衰老性骨折的有效途径。

在绝经后女性群体中,看电视持续时间与骨密度没有关系。这可能一方面是由于比起看电视持续时间等因素身体的衰老在绝经后女性骨密度的下降中起了主导的作用。另一方面,可能是由于在我们研究样本的绝经后女性其达到体育锻炼建议量的比例(53.1%)几乎是绝经前女性(22.2%)的 3 倍。并且,绝经后女性群体看电视持续时间与体育锻炼存在正向关联,较高的体育锻炼参与率很可能部分地抵消了过长看电视持续时间对骨密度带来的负面影响。

本研究的局限性在于:第一,研究样本不够大。偏小的研究样本限制了检测潜在关系达到统计学意义的可能性。第二,对于看电视持续时间和体育锻炼时间的测量采取的是自我报告的方式。虽然这种测量方式广泛存在于以往的研究中,但是比起日志等方式来说可能存在更大的误差。此外,在我们的分析中缺少看电视间歇(Breaks)次数的变量以及对部分营养变量(如钙、维他命 D 以及维他命 K 等)的控制,而这些因素可能对结果有影响。

本研究的优点在于:在统计模型中调整了以往研究认为的诸多潜在混杂变量,如年龄,体重指数,教育,收入,绝经水平,职业性身体活动和体育锻炼等。同时,在本研究中女性绝经前后的骨密度存在显著差异。因此,我们对统计模型进行了分组分析。绝经前后的分组分析使得我们能够最大限度地削弱绝经的混杂因素来进一步考察看电视持续时间与全身及部位骨密度的关系。

看电视持续时间与绝经前女性的全身及身体分部位的骨密度存在负向关联。这一结果提示,减少看电视持续时间对于预防绝经前女性的骨质流失、骨质疏松以及今后的衰老性骨质发生具有积极意义。当然,这一结论还需要更多、更大样本或前瞻性研究结果的验证。

表 4.5　看电视持续时间与女性绝经前后骨密度的多元回归分析

骨密度	DTV<1h	1h≤DTV<2h 系数[a](95% CI)	2h≤DTV<3h 系数(95% CI)	3h<DTV 系数(95% CI)	p 值[b]
总体					
头部	Ref.	-0.004(-0.078,0.070)	-0.001(-0.079,0.076)	0.001(-0.080,0.081)	NS
上肢	Ref.	-0.007(-0.022,0.008)	-0.013(-0.029,0.003)	-0.002(-0.019,0.015)	NS
躯干	Ref.	-0.012(-0.028,0.004)	-0.019*(-0.036,-0.002)	-0.013(-0.030,0.005)	NS
肋骨	Ref.	-0.005(-0.016,0.006)	-0.009(-0.020,0.003)	-0.002(-0.014,0.010)	NS
脊柱	Ref.	-0.018(-0.044,0.008)	-0.027(-0.054,0.000)	-0.017(-0.045,0.011)	NS
盆骨	Ref.	-0.012(-0.033,0.010)	-0.027*(-0.050,-0.004)	-0.024(-0.047,0.000)	<0.05
下肢	Ref.	-0.014(-0.037,0.010)	-0.017(-0.041,0.008)	-0.026(-0.051,0.000)	NS
总体	Ref.	-0.010(-0.030,0.010)	-0.013(-0.034,0.008)	-0.011(-0.033,0.011)	NS
绝经前					
头部	Ref.	-0.088(-0.185,0.008)	-0.078(-0.182,0.025)	-0.072(-0.176,0.033)	NS
上肢	Ref.	-0.011(-0.030,0.009)	-0.016(-0.036,0.005)	-0.016(-0.037,0.005)	NS
躯干	Ref.	-0.028*(-0.050,-0.006)	-0.027*(-0.051,-0.003)	-0.032*(-0.056,-0.008)	<0.05
肋骨	Ref.	-0.011(-0.027,0.005)	-0.008(-0.025,0.009)	-0.012(-0.029,0.005)	NS
脊柱	Ref.	-0.049**(-0.086,-0.013)	-0.045*(-0.084,-0.006)	-0.049*(-0.088,-0.009)	NS
盆骨	Ref.	-0.034*(-0.064,-0.004)	-0.040*(-0.073,-0.008)	-0.050**(-0.083,-0.018)	<0.01

续　表

骨密度	DTV<1h	1h≤DTV<2h 系数ᵃ(95% CI)	2h≤DTV<3h 系数(95% CI)	3h≤DTV 系数(95% CI)	p 值ᵇ
下肢	Ref.	−0.018(−0.048,0.013)	−0.024(−0.056,0.009)	−0.039*(−0.071,−0.006)	<0.05
总体	Ref.	−0.023(−0.049,0.002)	−0.026(−0.054,0.002)	−0.029*(−0.058,−0.001)	NS
绝经后					
头部	Ref.	0.093(−0.016,0.202)	0.083(−0.030,0.195)	0.067(−0.054,0.188)	NS
上肢	Ref.	−0.003(−0.025,0.020)	−0.005(−0.028,0.018)	0.013(−0.012,0.038)	NS
躯干	Ref.	0.008(−0.015,0.030)	−0.006(−0.030,0.017)	0.008(−0.017,0.033)	NS
肋骨	Ref.	0.003(−0.012,0.018)	−0.006(−0.021,0.010)	0.008(−0.009,0.024)	NS
脊柱	Ref.	0.020(−0.015,0.056)	−0.003(−0.040,0.034)	0.016(−0.024,0.056)	NS
盆骨	Ref.	0.017(−0.013,0.047)	−0.006(−0.037,0.025)	0.008(−0.025,0.041)	NS
下肢	Ref.	−0.007(−0.042,0.029)	−0.003(−0.039,0.033)	−0.009(−0.047,0.030)	NS
总体	Ref.	0.008(−0.021,0.038)	0.005(−0.026,0.035)	0.009(−0.023,0.042)	NS

a：模型中所有的系数都调整了年龄、体重、饮酒、吸烟、教育、收入、城乡、体育锻炼和职业性体力活动等变量；b：DTV作为连续变量纳入模型进行统计；*：$p<0.05$；**：$p<0.01$。

第 五 章

青(少)年学生静态行为及其测量

　　青年或青少年学生正处于身心成长阶段,因其行为具有较好的可塑性,往往成为健康行为养成或健康危害行为干预的重点阶段。目前,我国有关学生阶段的静态行为研究还处于起步阶段,并缺乏可靠、统一的测量工具。因此,本章主要分青年大学生和青少年(初二)两个学生群体,初步讨论了两类学生静态行为的测量问题,并对过长静态行为(或过长屏前静态行为)与抑郁症状、体质水平以及学业成就等之间的关系进行了探索。

第一节　青年大学生静态行为及与抑郁的关系[①]

　　随着社会经济发展与科技进步,静态行为如电脑前办公或浏览网页、坐着看电视或看书等已逐渐成为人们日常生活、工作的主要方式。静态行为(即 Sedentary behavior)是指能量代谢当量(英文为 MET,译为梅脱)小于1.5 的清醒时身体活动/体力活动,与该行为相关的研究已经成为国际上公

―――――――――

　　① 该文部分内容已发表在《中国健康心理学杂志》2015 年第 7 期上。

共卫生、运动锻炼研究的新兴领域。国内外研究表明,过长的静态行为与死亡率、患病率以及相关心理指标(如抑郁度、焦虑感)存在一定的正向关联,并且独立于身体活动或闲暇时身体锻炼,即使有着充分体育锻炼也并不能消除过长静态行为(如每天超过 3 小时)对身体健康的伤害。而在研究这一系列问题时,较高信度与效度的静态行为测量工具是其基础。

同时,当前在校大学生的心理状况不容乐观,蒋德勤等(2011)研究显示以抑郁与焦虑为代表的消极心理现象是高职学生的普遍问题。研究如何采取有效措施干预并降低他们的抑郁水平已经成为大学生心理健康工作所面临的重要课题。Lucas 等(2011)研究显示老年女性的静态行为、身体活动与抑郁存在一定关联,它为干预抑郁提供了新的潜在途径。但是,在以往研究中关于高职生人群中它们是否有关以及静态行为与抑郁的不同因子存在何种关联还并不明确。同时,高职生正处于从青少年到青年及进入社会工作的关键阶段,其行为习惯不仅影响着当下的健康,也对其毕业后步入工作岗位的工作或生活行为习惯、身心健康有重要影响。因此,本研究试图通过问卷调查和数理统计学分析,探析青年大学生(高职生)静态行为的主要结构、内容以及其与抑郁水平的简单关系,为进一步研究静态行为与抑郁/焦虑的关系及其中介变量与路径提供参考,并为开展大学生抑郁干预提供新的可能途径。

一、对象与方法

(一)开放式问卷与访谈

采用电子邮件的方式对在杭某一高职院校 50 名男女同学进行开放式问卷调查。并且,从受调查的群体中随机抽取 5 位被试进行一对一访谈,了解其对问卷及测试过程的看法与建议。开放式问卷内容为:"请你写出平时一天中花费时间最多的五项坐着或倚靠着的活动(不包括睡觉和上课);并请你估计一下前述五项目活动每天大概花费的时间。"开放式问卷所收集的语词通过由两位"背向"研究者根据事先拟定的关键词独立编码及合并同义项(如合并"上网"与"玩电脑游戏"为"使用电脑"）等方法进行整理与分析，笔者共发放 50 封邮件，回复 33 封，回复率 66%，有效 31 封，有效率 93.9%。

（二）结构式问卷调查

采用自编的纸质问卷对 150 名男女学生进行了调查。根据现有国内外研究文献以及参照青少年、成人静态行为成熟问卷，在研究小组讨论的基础上拟制了"高职生静态行为问卷"（见附件 2）。同时，测量了国际体力活动问卷短卷（IPAQ-short version）（见附件 3）、流调中心用抑郁量表（CES-D）和社会人口学指标等。在本研究中，问卷回收率、有效率皆为 100%，抑郁量表的内部一致性 Cronbach's Alpha 系数为 0.764。

（三）数据整理与统计学分析

通过数理统计的方法对所获得的数据进行统计分析。对于开放式问卷材料，先进行语词归类编码，再由 Excel 2007 进行描述性统计。对于结构式问卷调查数据，由专人录入数据管理软件 Epidata 3.1 并输出成电子表格形式，再由统计软件 SPSS 17.0 进行分析。

二、结果

（一）静态行为的开放式问卷测量

高职生静态行为测量的统计结果如表 5-1 所示。学生静态行为人均时间为 412.58 分钟/天，其中出现频次最多的五种行为分别是使用电脑、看书、聊天、玩手机和看电视，它们占总时间的 80.77%。

表 5-1　不同静态行为频次、时间的统计表

项目	合计	使用电脑	看书	聊天	玩手机	看电视
频次	124[a]	24	24	17	13	10
频次排序	/	1	2	3	4	5

项目	合计	使用电脑	看书	聊天	玩手机	看电视
总时间	12790	3660	2100	1870	1440	1260
报告者人均	/	152.50	87.50	110.00	110.77	126.00
人均时间	412.58	118.06	67.74	60.32	46.45	40.65

a：频次少于期望次数(155次)的原因是部分回复项目未达5项或答案不符合静态行为定义，如部分同学回答瑜伽运动。

表 5-1　不同静态行为频次、时间的统计表(续)

项　目	练习职业技能	吃饭	作业、日记	其他[b]	听音乐[c]
频次	9	9	7	6	5
排序	6	7	8	9	10
总时间	630	550	240	320	480
报告者人均	70.00	61.11	68.57	53.33	96.00
人均时间	20.32	17.74	15.48	10.32	15.48

b："其他"是指报告频次少于或等于3的项目，如发呆(3次)、刺绣(1次)、下棋(1次)、其他(1次)；c：含乐器练习。

(二)静态行为的结构式问卷测量

静态行为自编问卷、IPAQ-short 静态活动条目(以下简称"IPAQ-SB")、抑郁得分的描述性统计如表 5-2 所示。静态行为自编问卷及 IPAQ-SB 所测时间分别为 549.92±228.41 分钟/天和 466.99±303.80 分钟/天，都要高于"开放式回答测试"的结果(412.58 分钟/天)。在各种类型中，上课、上网以及看电视是占据学生平时时间最多的三类静态行为。

表 5-2　静态行为及其成分的基本特征

类别	静态行为自编问卷(SB)									IPAQ-SB
	总分	上课	作业	电视	上网	游戏	看书	乘车	其他	
样本	148	134	138	81	142	45	114	26	120	72
均值	549.92	153.57	63.14	93.57	140	57.57	68.14	29.43	91.14	466.99
标准差	228.41	70.14	38.43	59.29	99.71	63	48	19.86	92.29	303.80

（三）抑郁水平及其与静态行为的关系

抑郁水平及其因子的基本特征如表 5-3 所示。抑郁水平人均得分 13.11 ±6.20（总分 60 分），其中 16 分及以上（抑郁倾向临界值）共计 46 人，占总人数的 30.7%。而静态行为与抑郁及其各因子得分的简单相关分析结果如表 5-4 所示。结果显示，IPAQ-SB 与抑郁总水平及其人际交往因子的简单相关有统计学意义（p<0.05）。同时，抑郁总得分与其各因子之间的关系也有统计学意义（p<0.01）。

表 5-3　抑郁水平及其因子的基本特征

类别	抑郁水平（D）				
	总分	抑郁情绪	积极情绪	躯体症状与活动迟滞	人际关系
样本	150	150	150	150	150
均值	13.11	1.46	2.11	1.76	1.22
标准差	6.20	0.40	0.62	0.40	0.37

注：均值已标准化，即总分除以题数。

表 5-4　静态行为与抑郁及其各因子的简单相关

类别	自编 SB	IPAQ-SB	抑郁总分	抑郁情绪	积极情绪	躯体症状
IPAQ-SB	0.355* (0.004)	/				
抑郁总分	0.176 (0.161)	0.286* (0.020)	/			
抑郁情绪	0.084 (0.507)	0.208 (0.093)	0.887* (0.000)	/		
积极情绪	0.205 (0.101)	0.189 (0.128)	0.519* (0.000)	0.214 (0.084)	/	
躯体症状	0.101 (0.425)	0.178 (0.153)	0.736* (0.000)	0.591* (0.000)	0.048 (0.705)	/
人际交往	0.102 (0.421)	0.306* (0.012)	0.407* (0.001)	0.397* (0.001)	0.113 (0.365)	0.106 (0.396)

注：以上简单相关分析已剔除了 IPAQ-SB≥960 分钟/天的样本（n），$n=66$；*：$P<0.05$。

三、讨论与结论

研究结果显示,三种不同的静态行为测量方法所测得的时间在 400 分钟/天至 550 分钟/天之间,具有一定的一致性;同时,国际体力活动问卷(短卷)的静态行为条目与抑郁总得分及其人际交往因子的关系有统计学意义。这一结果为进一步研究我国大学生静态行为的测量及其健康危害提供了科学参考。

不同测量工具间具有较好一致性的结果提示本研究的高职学生静态行为问卷具有较好的效度。但是,三种不同工具测量结果之间仍存在一定的差异,其原因可能是:第一,IPAQ-SB 测量的是非节假日时间,而通常节假日的静态行为时间更长,因此它很可能低估了真实值。第二,自编静态行为时间有重复测量的可能。通过访谈得知,部分大学生把在电脑上的视频观看常理解为"看电视"行为,存在重复测量,从而高估了真实值。第三,"电邮测量"仅测试了最多的五项静态行为,并没有测量全部的静态行为,因此,很可能低估了真实值。此外,IPAQ-SB 有很多学生倾向选择"不知道或不确定"选项,这很可能是由于学生对于需回忆并计算静态行为的具体时间产生逃避心理造成的;以及通过个别访谈,学生普遍反映填写静态行为自编问卷的具体时间时所耗费精力较多,易产生反感,在调查环境不够友好或被试难以集中精力的情况下可改为选项形式。

在本研究中,抑郁学生的比例达 30%,高于国外一般 20% 的报告率,但与章婕等(2010)、杨槐等(2013)和丁建飞等(2012)的研究结果相近。这可能是由于量表在汉化过程中与原意存在差异或中国人群的抑郁水平本身就高于国外所致。它也提示,把 16 分作为评判抑郁的临界点在中国人群中可能并不适宜。同时,IPAQ-SB 与人际因子的关系有统计学意义的结果提示较长的静态行为可能与较差的人际交往有关,这可能是由于他们缺乏人际交往技能或害怕与人打交道,从而过多地坐着上网、看电视或看书等。从另一方面来看,也可能是这部分同学把过长的时间花在这种静态类的独处行为而不是群体性或社团性活动，缺少机会与同伴、教师以及父母的沟通，从而造成其较差的人际关系和人际性心理障碍。因此，两者之间的因果方向还需进一步研究。

通过研究，笔者认为自编静态行为问卷经修正后可较好地测量高职学生静态行为的基本结构与总体水平；高职学生平均每天有七个多小时处于静态行为状态。同时，他们的静态行为与其抑郁水平特别是人际交往因子存在一定的关联；这一结果提示通过减少总体静态行为时间，多参与一些集体、群体性行为活动可能是降低学生抑郁水平的有效途径。

第二节　青少年静态行为中文版问卷的重测信度[①]

十八届三种全会指出，要加强青少年体育工作，促进青少年身心健康、体魄强健。2014 年在全国学校体育工作座谈会上，国务院副总理刘延东也强调，"青少年'运动不足'问题仍然突出、体质健康状况还没有根本改变，要加强各项体育工作，促进青少年养成健康的生活方式。"随着各种信息媒介如电脑、电视机、录像、智能手机、游戏机等对人们生活的不断渗透，青少年生活、学习、休闲娱乐方式也发生了巨大变化，更倾向于一种屏前静态的或坐着的行为状态。多项研究认为，屏前静态行为与青少年的"运动不足"、较低体质水平、不良饮食习惯、较高肥胖率、电脑（游戏机）依赖症、近视率等密切相关，即使运动充足（如中等强度体育锻炼达到 150 分钟/周）也不能消除过长屏前静态行为（一般认为大于 2 小时/天即被认为"过长"）对青少年身心健康的危害，而且青少年屏前静态行为习惯较之体育锻炼更容易延续到成年并伴随终生。

然而，目前国内关于青少年静态行为的研究还处于起步阶段，还缺乏有效的测量工具。因此，本研究主要基于 Hardy 等（2007）研制的英文版青少年静态行为问卷，对其进行汉化研究，使其能适应中国文化及有效测量青少年的静态行为及其结构，并初步考察青少年静态行为现况及其性别差异。

---

① 该节内容属浙江省哲学社会科学规划立项课题（15NDJC288YBM）的研究成果之一。

一、对象与方法

由 2 名公共卫生类博士生对英文版青少年静态行为问卷(Adolescent Sedentary Activity Questionnaire,简称 ASAQ)进行背对背的翻译,并另由 2 名博士生进行回译,再由第 5 名博士生及笔者对照英文版对 2 个翻译版本和回译版本进行比对、修正,从而形成中文翻译版本初稿。经过对初稿进行中国文化适应性等分析,合并、修改、增添了部分问卷条目,如合并"看电视"与"看录像或 DVD"等,增加了"玩手机",删除不适合中国文化的"去教堂"等,具体如表 5-5 所示。在问卷形式方面,增加了"你是否参加这项活动?"一栏,合并周一至周五、周六与周日,分两栏而不是英文版分每日填写。

表 5-5 ASAQ 中英版条目比较

序号	类别	英文版条目(英文)	翻译初稿条目	中文版条目
1	屏前型	watching TV	看电视	看电视或影碟
2	屏前型	watching radio or DVD	看录像或 DVD	玩手机或平板电脑
3	屏前型	using computer for entertainment	玩电脑用于休闲娱乐	玩电脑
4	学习型	using computer for homework	使用电脑做家庭作业	用电脑/手机做家庭作业
5	学习型	doing homework (without computer)	做家庭作业(不使用电脑)	做家庭作业(不用电脑)
6	其他型	reading for entertainment	为了休闲娱乐的阅读	阅读(为了好玩或兴趣)
7	学习型	accept an instruction after class	接受课外辅导	参加各种课外辅导或培训班
8	其他型	Transportation (by car/bus/train)	交通(坐轿车/公交/火车)	乘车(轿车/公交/火车)
9	其他型	making crafts or enjoying a hobby	做工艺或业余爱好	练习乐器、书法/画画、做工艺、听音乐等
10	其他/学习	playing or practicing instrument	玩(或练习)乐器	

续　表

序号	类别	英文版条目（英文）	翻译初稿条目	中文版条目
11	其他型	sitting together(talk with/call /hang around with friends)	坐在一起（与朋友聊天/打电话/闲待）	坐在一起聊天/打电话/闲待
12	学习/其他	go to church ora tutorial class	去教堂或周六辅导班	删除"去教堂"，合并"周六辅导班"到条目 7

采用问卷调查的方法对杭州市江干区东城中学初二学生（全年级 7 个班）219 人进行研究，共调查 2 次，各班调查间隔 3—4 周不等。第 1 次调查回收问卷 208 份，其中有效问卷 192 份，有效率 92.31%；第 2 次回收问卷 203 份，其中有效问卷 179 份，有效率 88.18%。是否为有效问卷的判断标准为问卷的静态行为各条目是否填写完整和是否存在逻辑矛盾，如在"是否参加该项活动"的问题中已经回答为"否"，却仍然填写了活动时间，或者填写周六、日的静态行为活动时间超过了 40 小时等异常值。

对原始变量、派生变量进行计算，合并两次调查数据，删除了仅有 1 次调查问卷数据的样本，其中（1）删除第一次无纳入调查/无数据而第二次有调查的 22 个样本，（2）删除第二次无纳入调查/无数据而第一次有调查的 35 个样本，所得样本为 157 名学生（同时还有 2 次调查数据）。此外，经排除异常样本（两次测量其中至少 1 次静态行为总时间超过 60 小时/周或周一至周五或周六、周日为 0 的样本 12 个）后，最终分析样本为 145 个。

对静态行为及其各类型、测量条目进行描述性统计，采用两次测量的 Pearson 相关系数及组内相关系数（简称 ICC，双向随机（Two-way random model）和绝对一致（Absolute agreement type））；根据 Landis 等（1977）认为 ICC 的重测一致性可划分为 ≤0.20 很弱、0.21—0.40 较弱、0.41—0.60 中等、0.61—0.80 较强及 0.81—1 很强五个等级；但是对于问卷的信度分析而言，Lubans 等（2011）认为系数值达 0.7 以上可接受（Acceptable），0.6 为临界（Borderline），0.6 以下为不可接受（Unacceptable））以及 Bland Altman 散点图等来反映青少年静态行为问卷的信度。所有数据都经由 Epidata 3.1 双倍录入,并经人工校验,统计分析过程都在 IBM SPSS 20.0 中完成,p<0.05 表示有统计学意义。

二、结果

(一)静态行为测量条目的重测信度

从各条目周一至周五、周六与周日前后两次调查数据的相关性结果来看,两次调查的相关系数处于 0.2 到 0.9 之间,其中大于 0.6 的条目有周一至周五的看电视或影碟、玩电脑、其他以及周六与周日的看电视或影碟、玩手机或平板电脑、乘车和课外辅导,见表 5-6。静态行为各条目的组内相关分析见表 5-7,结果显示与 Pearson 相关基本一致,除周一——周五的玩手机/平板电脑、用电脑做家庭作业、阅读、坐在一起聊天、参加课外辅导以及周六日的阅读等以外,各条目的 ICC 都大于 0.4,占 70%,其中 0.7 以上占 20%。分性别来看,除周六、日家庭作业类条目外,男生结果要好于女生,见表 5-8。

表 5-6 各条目两次测量基本信息及其相关性

序号	条目	测量	周一至周五			周六、周日		
			mean	sd	r	mean	sd	r
1	看电视或影碟	第1次	0.48	1.22	0.809	2.26	2.55	0.606
		第2次	0.42	1.11		2.15	1.97	
2	玩手机或平板电脑	第1次	0.30	0.66	0.203	1.86	2.17	0.601
		第2次	0.29	0.68		1.91	2.00	
3	玩电脑	第1次	0.06	0.28	0.816	0.84	1.59	0.557
		第2次	0.07	0.34		0.85	1.70	
4	用电脑做家庭作业	第1次	0.10	0.24	0.222	0.15	0.32	0.477
		第2次	0.07	0.26		0.07	0.26	
5	做家庭作业(不用电脑)	第1次	7.69	5.79	0.425	4.07	2.65	0.444
		第2次	8.21	4.84		3.99	2.78	

续 表

序号	条目	测量	周一至周五			周六、周日		
			mean	sd	r	mean	sd	r
6	阅读（为了好玩或兴趣）	第1次	1.71	1.71	0.309	1.77	1.27	0.330
		第2次	1.82	1.93		1.59	1.49	
7	乘车（轿车/公交/火车）	第1次	0.55	0.93	0.516	0.72	1.06	0.644
		第2次	0.54	1.01		0.63	0.85	
8	坐在一起聊天/打电话/闲待	第1次	0.53	0.91	0.317	0.80	1.36	0.477
		第2次	0.62	1.14		0.74	1.14	
9	参加各种课外辅导或培训班	第1次	0.65	2.55	0.309	3.00	2.80	0.828
		第2次	0.56	2.05		3.15	2.93	
10	其他（如练习乐器、书法/画画、做工艺、听音乐等）	第1次	0.65	1.59	0.725	1.28	1.50	0.439
		第2次	0.56	1.50		1.32	1.96	

表 5-7　静态行为各条目的组内相关系数

序号	条目	周一至周五			周六、周日		
		ICC	95%CI 上限	95%CI 下限	ICC	95%CI 上限	95%CI 下限
1	看电视或影碟	0.806	0.740	0.856	0.587	0.469	0.684
2	玩手机或平板电脑	0.204	0.043	0.356	0.600	0.485	0.695
3	玩电脑	0.802	0.735	0.853	0.557	0.434	0.660
4	用电脑做家庭作业	0.220	0.061	0.369	0.451	0.310	0.573
5	做家庭作业（不用电脑）	0.418	0.275	0.544	0.445	0.304	0.567
6	阅读（为了好玩或兴趣）	0.308	0.153	0.448	0.324	0.172	0.462
7	乘车（轿车/公交/火车）	0.515	0.384	0.626	0.628	0.519	0.718
8	坐在一起聊天/打电话/闲待	0.310	0.155	0.450	0.470	0.333	0.588
9	参加各种课外辅导或培训班	0.303	0.147	0.444	0.827	0.767	0.872
10	其他（如练习乐器、书法/画画、做工艺、听音乐等）	0.724	0.636	0.793	0.425	0.282	0.550

表5.8 分性别的各条目组内相关系数

序号	条目	周一至周五		周六、周日	
		男 ICC(95%CI)	女 ICC(95%CI)	男 ICC(95%CI)	女 ICC(95%CI)
1	看电视或影碟	0.863(0.791,0.911)	0.502(0.304,0.658)	0.532(0.348,0.676)	0.646(0.485,0.765)
2	玩手机或平板电脑	0.195(−0.031,0.403)	0.232(0.005,0.438)	0.570(0.396,0.706)	0.658(0.502,0.773)
3	玩电脑	0.819(0.728,0.882)	0.370(0.148,0.556)	0.596(0.427,0.724)	0.275(0.045,0.477)
4	用电脑做家庭作业	0.071(−0.161,0.294)	0.400(0.188,0.578)	0.232(0.013,0.432)	0.669(0.506,0.784)
5	做家庭作业(不用电脑)	0.438(0.235,0.605)	0.400(0.186,0.578)	0.295(0.073,0.490)	0.578(0.398,0.715)
6	阅读(为了好玩或兴趣)	0.626(0.467,0.746)	−0.012(−0.249,0.224)	0.433(0.233,0.599)	0.215(−0.022,0.429)
7	乘车(轿车/公交/火车)	0.431(0.227,0.599)	0.655(0.499,0.770)	0.744(0.624,0.830)	0.543(0.355,0.689)
8	坐在一起聊天/打电话/闲待	0.286(0.064,0.481)	0.357(0.134,0.546)	0.494(0.301,0.648)	0.424(0.211,0.599)
9	参加各种课外辅导或培训班	0.212(−0.017,0.419)	0.568(0.385,0.708)	0.850(0.773,0.903)	0.783(0.672,0.859)
10	其他(如练习乐器、书法/画画、做工艺,听音乐等)	0.789(0.685,0.861)	0.666(0.513,0.779)	0.378(0.165,0.557)	0.558(0.374,0.700)

(二)静态行为及其各类型的重测信度

除女生周六、日其他型静态行为外，静态行为及其各类型的前后两次调查的 ICC 介于 0.4—0.8 之间，最高的是屏前型静态行为，见表 5-9。

表 5-9 静态行为及其三种类型的 ICC 分析

类　型	周一至周日 ICC(95%CI)	周一至周五 ICC(95%CI)	周六、周日 ICC(95%CI)
全样本：			
静态行为	0.579(0.460,0.678)	0.459(0.320,0.578)	0.518(0.388,0.628)
学习型	0.521(0.391,0.630)	0.425(0.282,0.550)	0.588(0.470,0.685)
屏前型	0.674(0.575,0.754)	0.712(0.621,0.783)	0.585(0.467,0.683)
其他(如兴趣、聊天等)	0.601(0.486,0.696)	0.504(0.371,0.616)	0.494(0.361,0.608)
男生：			
静态行为	0.567(0.390,0.703)	0.464(0.265,0.624)	0.499(0.310,0.651)
学习型	0.537(0.353,0.680)	0.433(0.228,0.601)	0.543(0.361,0.685)
屏前型	0.673(0.528,0.780)	0.797(0.696,0.867)	0.565(0.390,0.701)
其他(如兴趣、聊天等)	0.666(0.518,0.775)	0.586(0.416,0.717)	0.542(0.362,0.684)
女生：			
静态行为	0.598(0.423,0.729)	0.455(0.247,0.623)	0.556(0.370,0.699)
学习型	0.503(0.305,0.659)	0.421(0.209,0.595)	0.649(0.489,0.766)
屏前型	0.673(0.521,0.783)	0.443(0.237,0.612)	0.613(0.445,0.740)
其他(如兴趣、聊天等)	0.489(0.287,0.649)	0.406(0.190,0.585)	0.392(0.173,0.574)

(三)Bland Altman 分析

从图 5-1a/b/c/d 可以看出，总体静态行为及学习型两次测量的一致性较好，而屏前型、其他型的两次测量随着均值的上升一致性有所下降。

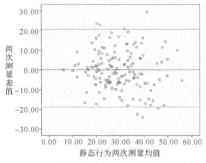

图 5-1a 静态行为 Bland Altman 散点

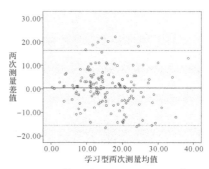

图 5-1b 学习型 Bland Altman 散点图

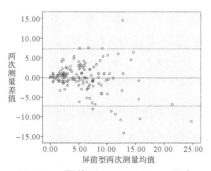

图 5-1c 屏前型 Bland Altman 散点

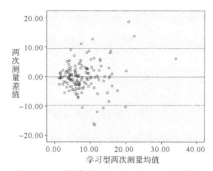

图 5-1d 其他型 Bland Altman 散点图

三、讨论与结论

重复测量结果显示,本研究汉化的青少年静态行为问卷及其条目在初二学生中的信度系数处于 0.2—0.9 之间,其中大于 0.7 占 20%,非学习型屏前静态行为、课外辅导(周六、日)的重测信度相对更好。

Hardy 等(2007)报告的 ASAQ 英文版重测信度处于"好"到"优异"之间(即 ICC 为 0.4 以上),其中屏前静态行为重测信度最优,这与本研究结果基本一致。同时,与以往研究(Marshall AL 等,2010)相一致的还有,相对非结构性的兴趣、爱好等,结构性的行为如看电视、玩电脑、周末参加辅导班等具有更高的重测信度。部分如 30% 的条目和女生其他型(周六、日)静态行为的 ICC 小于 0.4,其原因可能存在两种情况:(1)问卷的重测可靠性较低;(2)

青少年的行为在这段时间发生了波动。笔者认为，这些条目的 ICC 较低由于后者造成的可能性/占比较大。这是因为，本研究中各班级的两次测量间隔处于 3—4 周不等，几乎是一般要求 2 周的两倍。较长的组内时间，某些外部因素的影响(任课教师作业/阅读要求的变化等)，使得青少年的相关静态行为在两个时间点上并不处于同一个水平。Fatima Guimaraes 等人(2013)在 ASAQ 基础上研制的葡萄牙语版本重测可靠性调查时两次调查相隔仅 4 天，所调查的结果 ICC 也优于 Hardy 等(2007)相隔两周的调查结果。同时，还可能存在"近因效应"，青少年更容易回忆起的是最近一周发生的行为，也提示在测量时需要调查员更加强调"普通""通常"一周的静态行为。此外，一般周末课外辅导具有一定的稳定性(一般持续一个学期)，从周六、日课外辅导的重测可靠性较好也可以在一定程度上反映了该问卷的重测信度较高。

以往研究显示，采用问卷的方法测量静态行为存在测量效度不高的问题。本研究设计中，曾引入体力活动日志(见附录 4)作为效标，但由于 ASAQ 问卷与体力活动日志调查时间的不一致、日志高废卷率、日志测量的是过去一周的体力活动(而 ASAQ 测量的是普通的一周)以及 ASAQ 并非涵盖了所有的静态行为(不含在校期间的静态行为)等，所以在本文中没有报告。而应用较多的客观性测量方法如三维加速器虽能较好地克服效度问题，但由于其缺乏对身体姿势和静态行为类型/内容的良好刻画、较高的数据缺失率(洗澡时不佩戴等)以及静态行为切点(Cut-off)的不统一而限制了其在测量静态行为中的应用。今后需要引入更为有效的客观性测量工具(如实时摄像等)来作为"金标准"(Criterion validity)加以研究，但实时摄像也存在青少年研究伦理等问题。

即便没有严格意义上的效度标准，笔者也尽量采取措施保证问卷的效度：第一，忠于英文版问卷来汉化具有较好的内容效度(Content validity)；第二，从性别差异、物理环境因素(结果见第二节)的初步分析结果来看，该问卷也基本能满足研究的需要。同时，由于本研究对象(初二学生)平均年龄为13 周岁，接近自我报告的下限值(12 周岁)，其行为记忆、时间估算等能力有限,父母/监护人代理报告(Proxy-report)也可能是一条检验问卷共时效度(Concurrent validity)的良好方法。此外,本研究也存在缺点:第一,ASAQ英文版需每日填写,而本问卷简化为周一至周五及周六、周日两栏,这一简化是否影响到其测量信度与效度还未得到充分研究;第二,样本仅限初二学生,并不能代表青少年全年龄段,今后还需在更大的年龄范围内进行重测可靠性的验证。

综上所述,我们认为本研究汉化的青少年(12—18岁)静态行为问卷具有可接受的重测信度,问卷每天单列填写的形式是否具有更高的重测信度还需要进一步的研究。建议今后在应用ASAQ中文版进行测量时采用调查员面对面辅助调查,以提高问卷测量的可靠性。

第三节 青少年静态行为与体质水平、学业成绩的关系[①]

静态行为已占据了青少年校外的绝大部分时间,较多的静态行为时间很可能会降低青少年的体质水平。同时,较多的非学习型静态行为也可能消极地影响着他们的学业表现。然而,目前国内关于静态行为对青少年的体质以及学业产生何种影响还鲜有研究报告。因此,本节主要基于统计学方法,试图探讨青少年校外静态行为及其各类型与体质测试成绩、学业成绩的关系,为今后有针对性地转变静态行为从而提高体能和学业表现提供科学参考。

一、对象与方法

所有杭州市东城中学初二学生,经剔除异常问卷/样本后,最终分析了145个样本。青少年静态行为时间采用第一次调查数据,体质测试及学业

---

① 该节内容属浙江省哲学社会科学规划立项课题(15NDJC288YBM)的研究成果之一。

总成绩及其各项目/科目成绩来源于同一学期的校方正式的全校性测试。

学业成绩及各科（含语文、数学、英语、科学）、体质测试及各项（体重指数、肺活量、50 米跑、立定跳远、坐位体前屈、800 米/1000 米跑、1 分钟仰卧起坐/引体向上）按（总）成绩分三等份（每一等份人数相近）。首先，对静态行为及其成分按性别、体质水平、学业水平进行描述性统计，分类变量（性别）采用卡方检验，连续变量采用方差分析。其次，对学业水平与非学习型屏前行为的关系进行了 t 检验。最后，采用 Logistic 回归分析探讨了屏前行为及其类型、性别等对学业水平的影响等。数据的录入与处理同本章第二节。

二、结果

（一）静态行为时间及其性别差异

初二学生平均每周在校外花在静态行为方面的时间为 29.46 小时，其中学习型静态行为、其他类静态行为及休闲式屏前静态行为所花的时间分别为 15.66 小时/周、8.00 小时/周和 5.81 小时/周；具体静态行为内容来看，从所花费时间的多少排序依次为做家庭作业、课外辅导/培训班、阅读、看电视、玩手机、其他、聊天、乘车、玩电脑和用电脑做作业等，见图 5-2。

非学习型屏前静态行为的性别差异分析显示，男性与女性的玩电脑时间差异有统计学意义，见图 5-3。

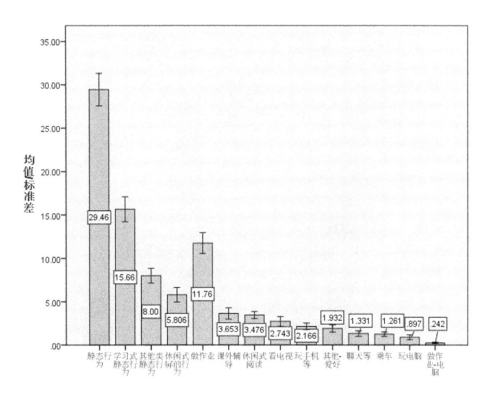

图 5-2　静态行为及其类型与测量条目的水平

(二)静态行为与体质、学业水平的基本情况

表 5-10 显示,青少年的体质水平、学业水平存在性别差异(p<0.05)。体质水平及各项目的不同等级中,静态行为及其成分的差异无统计学意义(p>0.05)。学业水平最高的学生屏前行为时间最少(p<0.05),从学业水平高到低的学习型静态行为时间呈下降趋势,但其差异没有统计学意义(p>0.05)。

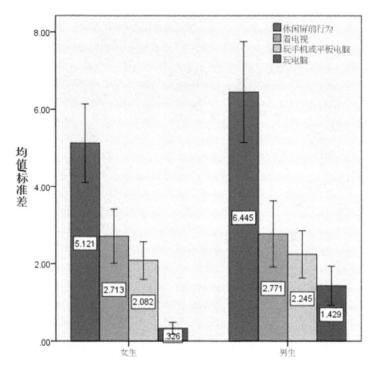

图 5-3 屏前静态行为及其测量条目的男女差异

表 5-10 青少年静态行为与体质、学业水平的基本信息

变量	体质水平（分数）				学业水平（分数）			
	高 （>89.0）	中 （>80.1）	低 （<=80.1）	p 值[†]	高 （>402）	中 （>335）	低 （<=335）	p 值[†]
N（样本）	44	45	44		45	44	45	
男	12(17.1)	22(31.4)	36(51.4)	0.000	15(21.4)	22(31.4)	33(47.1)	0.001
女	32(50.8)	23(36.5)	8(12.7)		30(46.9)	22(34.4)	12(18.8)	
静态 行为	29.64 (11.23)	31.67 (11.18)	27.80 (12.13)	0.265	28.57 (9.03)	32.83 (11.87)	27.89 (12.53)	0.085
学习型	15.69 (7.52)	16.76 (7.79)	14.93 (10.59)	0.611	16.96 (7.15)	16.28 (8.19)	14.03 (10.33)	0.249
屏前型	5.94 (5.29)	6.21 (5.12)	6.36 (5.78)	0.934	4.38 (3.94)	7.32 (5.96)	6.87 (5.55)	0.018
其他	8.07 (4.41)	8.92 (6.26)	6.75 (4.42)	0.137	7.40 (3.65)	9.46 (4.95)	7.30 (6.50)	0.088

[†]：男女性别差异采用卡方检验，静态行为及其类型的差异采用方差分析

(三)屏前静态行为与学业水平的关系

非学习型屏前静态行为时间周一至周五≥7h/w 较之<7h/w,学业水平、语文成绩的差异有统计学意义($p<0.05$),周六、周日非学习型屏前静态行为时间≥3h/d 的青少年学业水平及各科成绩都要低于<3h/d 组,并且除英语成绩($p=0.082$)以外,其他都有统计学意义($p<0.01$),见表 5-11。

在以学业水平(参照组为学业水平高即分数>402)为因变量的 Logistic 回归模型中,周六、周日屏前静态行为(≥3h/d vs<3h/d)、周末学习行为≥3h/d(周末课外辅导≥2h/d)以及性别对学业水平低(≤335 分)的预测有统计学意义,而周末家庭作业≥2h/d、周末使用电脑做家庭作业在模型中都没有统计学意义,见表 5-12。

表 5-11　过长非学习型屏前静态行为与学业水平及其各科目成绩的关系

	非学习屏前行为(周一至周五)			非学习屏前行为(周六、周日)		
	≥7h/w	<7h/w	p 值[†]	≥3h/d	<3h/d	p 值[†]
	M±SD	M±SD		M±SD	M±SD	
样本	45	89		49	85	
科学成绩	95.96±29.14	104.63±32.18	0.130	93.78±30.55	106.28±31.08	0.025
英语成绩	78.08±22.43	84.28±23.13	0.140	77.64±23.37	84.81±22.52	0.082
语文成绩	76.74±13.89	83.51±14.68	0.011	77.05±13.86	83.65±14.73	0.012
数学成绩	79.64±21.96	86.18±23.88	0.126	78.55±23.44	87.10±22.91	0.041
学业水平	330.42±79.80	360.82±83.43	0.045	327.02±83.56	364.21±80.34	0.012

[†]:独立样本 t 检验。

(四)拥有电脑、手机与屏前静态行为的关系

以非学习型屏前静态行为作为因变量(小于 7 小时/周=0,大于等于 7 小时/周=1)的 Logistic 回归模型中,是否拥有手机(Phone)、性别(Sex)有统计学意义,而房间里是否有电脑(Computer)没有统计学意义,见表 5-13。在周六、日(小于 5 小时=0,大于等于 5 小时=1)的回归模型中,是否拥有手机

表 5.12 学业水平（高 vs 低）多元 Logistic 回归分析

	Model 1[+]		Model 2[+]		Model 3[+]	
	OR(95%CI)	p	OR(95%CI)	p	OR(95%CI)	p
性别	6.58(2.41,17.95)	0.000	6.453(2.216,18.790)	0.001	7.856(2.653,23.262)	0.000
周末屏前行为≥3h/d	5.52(1.86,16.41)	0.002	5.623(1.725,18.329)	0.004	6.507(1.913,22.134)	0.000
周末学习行为≥3h/d[++]			0.203(0.066,0.625)	0.005		
周末家庭作业≥2h/d					1.153(0.405,3.287)	0.790
周末课外辅导≥2h/d					0.300(0.106,0.851)	0.024
周末电脑辅助作业≥0.5h/d					0.741(0.175,3.145)	0.684
模型拟合情况：						
-2对数似然值	99.09		90.57		93.429	
Cox & Snell R²	0.248		0.316		0.294	
Nagelkerke R²	0.331		0.421		0.392	

[+]：Model 1，纳入的自变量有性别和周末屏前行为；Model 2，Model 1＋周末学习行为；Model 3，Model 1＋周末家庭作业，周末课外辅导和周末电脑辅助作业。

[++]：周末学习行为包括周末家庭作业，周末课外辅导和周末电脑辅助作业。

有统计学意义,见表 5-14。进一步地我们对屏前静态行为分看电视、玩手机/平板电脑以及玩电脑等三类后,发现房间里是否有电脑与周六、日的玩电脑时间存在密切联系,而是否拥有手机与全周玩手机/平板电脑存在关联。

表 5-13　屏前静态行为(周一至周日)影响因素 Logistic 回归模型

变量	B	S. E,	Wals	df	Sig.	Exp (B)	EXP(B)的 95% C. I.	
							下限	上限
SEX	0.974	0.384	6.427	1	0.011	2.650	1.247	5.629
COMPU	0.789	0.455	2.999	1	0.083	2.200	0.901	5.372
PHONE	1.183	0.481	6.060	1	0.014	3.265	1.273	8.375
常量	−2.307	0.514	20.124	1	0.000	0.100		

表 5-14　屏前静态行为(周六、日)影响因素 Logistic 回归模型

变量	B	S. E,	Wals	df	Sig.	Exp (B)	EXP(B)的 95% C. I.	
							下限	上限
SEX	0.470	0.352	1.781	1	0.182	1.600	0.802	3.193
COMPU	0.719	0.444	2.622	1	0.105	2.052	0.860	4.899
PHONE	0.986	0.416	5.624	1	0.018	2.681	1.187	6.057
常量	−1.351	0.431	9.846	1	0.002	0.259		

三、讨论与结论

初二学生在校外每周花费 29.46 小时在静态行为方面,其中学习型静态行为占比最大,屏前型静态行为时间约占 1/5。青少年屏前静态行为特别是周六、周日≥3h/d 时与学业水平存在统计学关联,即使在模型中进一步纳入性别因素,也不能改变它们间的关系;而静态行为及其成分与体质总成绩或各项目水平的关系没有统计学意义。此外,是否拥有自己的手机、是否为男生与非学习型屏前静态行为的关系有统计学意义。

初二学生周六、日的非学习型屏前静态行为时间已经超过 Tremblay 等

人(2011)提出的 2 小时/天的临界值。这种过长的屏前静态行为将很可能影响到学生的学业成绩和身心健康。Salmon J 等(2005)研究后认为,父母关于在就餐时间禁止看电视的规定与儿童电视观看呈反比。因此,建议家长对诸如周末看电视等做出严格的家庭规定/规矩,限制学生周末的非学习型屏前行为时间,使其不超过 2 小时/天。

当周六、日屏前静态行为≥3h/d 时,青少年投入到学习型静态行为的差异虽没有统计学意义(p=0.177)但相差已超过 2 小时/天(16.39h/d vs 14.34h/d)。这一结果提示,青少年可能由于投入屏前静态行为的时间过多而减少了投入到学习的相关行为中,而影响了学业成绩。此外,Johnson 等人(2007)研究显示过多的屏前静态行为(如看电视)也将造成青少年注意力存在更多的困难。学习型静态行为的趋势似乎还提示,对于学业成绩差的学生来说提高成绩的方法应更多地关注学习投入的时间,而对于学业成绩中等的学生来说提高学习的效率与质量可能是提升学业水平更为关键的因素。

Tremblay 等人(2011)系统回顾了 15 个相关研究发现,静态行为时间的增加与较低的体适能、最大摄氧量、心肺适能、骨骼肌适能等有关,但也发现有 1 项前瞻性研究和 2 项横断面研究结果并不支持屏前行为/看电视与体适能存在关联。本研究中,静态行为与体质水平没有统计学意义的结果可能是由于:(1)本研究测量的并不是总的静态行为,而仅是校外静态相关行为;(2)两者关系本身较弱,样本量相对较少时不足以检测出统计学意义;(3)可能还存在其他混杂因素,如性别、遗传等,学习型静态行为较多的可能是那些学业习惯较好、遗传素质较好的学生;当把性别和屏前静态行为(周六、周日)作为自变量预测体质水平(高 vs 低)时,性别在模型中有统计学意义(p=0.000),屏前静态行为(是否≥3h/d)的 OR 值为 2.558(95%CI:0.781—8.384,p=0.121)。

研究显示,非学习型屏前静态行为与性别、是否拥有手机、是否有电脑有一定的统计学关联。进一步对屏前静态行为分看电视、玩手机/平板电脑以及玩电脑等三类后,发现房间里是否有电脑与周六、日的玩电脑时间存在密切联系,而是否拥有手机与全周玩手机/平板电脑存在关联。这一结果提示,需要重新考虑在青少年房间里配置电脑和个人独立手机的必要性及其潜在危害。

因此,过长的屏前静态行为(周六、日)与青少年的学业水平有关,但还不能得出静态行为与体适能存在关联的结论。同时,需要对拥有独立电脑和手机的青少年进行重点干预,以减少非学习型的屏前静态行为。此外,还需要更多、更大样本以及更客观更有效测量工具的研究来考察中国青少年静态行为与体适能的关系。今后,需进一步探讨非学习型屏前行为的生态学模型:个人/社会人口学/环境(居家、学校、社区)等因素对屏前静态行为的影响。

感谢杭州师范大学附属东城中学的陈立剑副校长及该校相关师生在本研究(本章第二、三节)问卷调查与数据搜集中所做出的努力与贡献!

第六章

静态行为的影响因素与干预策略

从全球范围来看，各国各类人群清醒时超过一半的时间都花在静态行为方面，这主要包括看电视、汽车使用以及桌式办公等。过去的半个多世纪，这种静态行为有增无减，这主要是由于机动车、科技或自动化的广泛应用以及屏前休闲模式的流行。然而，近几年来在某些国家(主要是指发达国家)也出现了非职业性静态行为的下降，可能原因是工作时间有所增长而汽车使用有所减少。所以，不同国家不同发展阶段各类人群静态行为及其影响因素也可能存在着较大差异。

从我国各类人群研究来看，静态行为影响因素及其干预的研究还非常不足。因此，本章对我国成人静态行为的社会人口学因素进行了探索，并且在简要分析常见健康/锻炼行为理论和国内外研究成果的基础上，讨论了静态行为干预的方法实践以及本领域今后研究的展望。

第一节 我国成人静态行为的影响因素[①]

影响因素或决定性因素的确定是开展干预的理论基础和前提条件。因此,在系统梳理现有研究文献的基础上,本文进一步分析了我国成年居民静态行为及体育锻炼的影响因素,为有关部门制定具体政策措施提供科学参考。

一、对象与方法

(一)研究对象

选取 2004 年、2006 年、2009 年和 2011 年 CHNS 数据的相关样本作为研究对象。按照相关标准剔除了有关样本后,本研究共计分析了 41793 条记录,具体剔除标准与要求见第二章第一节"对象与方法"部分。

(二)统计方法

体育锻炼和静态行为的影响因素分析采用广义估计方程(该方法的具体介绍参见附录 6 的相应部分,因变量为二分变量,其中体育锻炼临界点为 150 分钟/周或 90 分钟/周,静态行为为 360 分钟/天)进行分析,用流行病学中的 OR 值(优势比)来反映指标的危险程度。模型中纳入的协变量有性别、年龄、收入、教育、婚姻、城乡和民族等,其中家庭收入按照数值三分位数来确定高、中、低收入等级。所有统计过程都由统计软件 Stata 12.1 或 SPSS 20.0 完成。

---

① 本节部分内容已发表在《首都体育学院学报》2016 年第 4 期上。

二、结果

　　静态行为、体育锻炼不同等级的社会人口学各指标均值/分布的差异有统计学意义（p＜0.01），见表 6-1。静态行为、体育锻炼影响因素的回归分析统计结果如表 6-2 所示。结果显示，过长静态行为（≥6 小时/天）的危险因素包括教育水平、家庭毛收入高、男性、未婚以及居住在城市等；年龄与过长静态行为的关系属于曲线相关，即青年组与老年组较之中年组有更大的可能性存在过长静态行为；民族与过长静态行为的关系没有统计学意义（p＞0.05）。结果显示，年龄、家庭毛收入、教育水平较高或居住在城市、未婚、汉族者更有可能体育锻炼时间≥90 分钟/周或≥150 分钟/周（p＜0.05），而性别在模型中没有统计学意义。

　　电视观看、电脑使用的影响因素如表 6-3 所示，中老年、女性、其他少数民族、文化程度为小学/初中/高中者是电视观看时间≥3h/d 的危险因素，而家庭收入高、居住在农村是其保护因素；家庭收入较高、未婚、教育水平较高是电脑使用时间≥3h/d 的危险因素，而中老年、女性、农村等是保护因素。

表 6-1　体育锻炼、静态行为与社会人口学指标的基本信息

社会人口学指标	体育锻炼			静态行为		
	＜150m/w	≥150m/w	P 值[†]	＜360m/d	≥360m/d	P 值[†]
年龄，M±SD	49.38(15.25)	48.63(16.54)	0.003	49.62(15.16)	45.61(17.40)	0.000
性别，n(%)						
男	17716(89.3)	2121(10.7)	0.000	18066(91.1)	1771(8.9)	0.000
女	20061(91.4)	1895(8.6)		20445(93.1)	1511(6.9)	
家庭毛收入，M±SD	35161(48830)	54155(62454)	0.000	35783(49837)	51208(57137)	0.000
居住地，n(%)						
城市	12533(82.9)	2584(17.1)	0.000	13240(87.6)	1877(12.4)	0.000
农村	25244(94.6)	1432(5.4)		25271(94.7)	1405(5.3)	
婚姻，n(%)						

续　表

社会人口学指标	体育锻炼			静态行为		
	<150m/w	≥150m/w	P 值[†]	<360m/d	≥360m/d	P 值[†]
未婚	2326(80.5)	565(19.5)		2330(80.6)	561(19.4)	
在婚	31624(90.9)	3151(9.1)	0.000	32356(93.0)	2419(7.0)	0.000
离婚/丧偶/分居	3657(92.9)	280(7.1)		3652(92.8)	285(7.2)	
民族，n(%)						
汉	33223(89.9)	3742(10.1)	0.000	33991(92.0)	2974(8.0)	0.000
其他	4481(94.4)	268(5.6)		4455(93.8)	294(6.2)	
教育水平，n(%)						
文盲	8893(96.7)	306(3.3)		8845(96.2)	354(3.8)	
小学/初中	19680(93.1)	1463(6.9)	0.000	19913(94.2)	1230(5.8)	0.000
高中/职业技术学校	6960(82.8)	1445(17.2)		7339(87.3)	1066(12.7)	
大专及以上	2158(73.0)	799(27.0)		2327(78.7)	630(21.3)	

†:分类变量采用卡方检验,连续变量采用 t 检验

表 6-2　体育锻炼、静态行为影响因素的回归分析

自变量(影响因素)\因变量	体育锻炼		静态行为
	≥90 分钟/周 OR(95%CI)	≥150 分钟/周 OR(95%CI)	≥360 分钟/天 OR(95%CI)
年龄(参照:<45)			
45—65	1.31*(1.21—1.42)	1.39*(1.28—1.52)	0.81*(0.74—0.89)
≥65	1.95*(1.73—2.19)	2.11*(1.87—2.37)	1.18*(1.05—1.33)
性别(参照:男)			
女	0.96(0.89—1.03)	0.92(0.89—1.04)	0.86*(0.81—0.95)
家庭毛收入(参照:低)			
中	1.31*(1.19—1.44)	1.27*(1.16—1.40)	1.09(0.98—1.21)
高	1.86*(1.70—2.04)	1.85*(1.68—2.04)	1.58*(1.43—1.75)
居住地(参照:城市)			
农村	0.41*(0.38—0.44)	0.41*(0.38—0.45)	0.53*(0.49—0.57)
婚姻(参照:未婚)			
在婚	0.44*(0.39—0.49)	0.46*(0.40—0.52)	0.41*(0.36—0.46)

续　表

自变量（影响因素）\因变量	体育锻炼		静态行为
	≥90 分钟/周 OR(95%CI)	≥150 分钟/周 OR(95%CI)	≥360 分钟/天 OR(95%CI)
离婚/丧偶/分居	0.42*(0.35—0.51)	0.43*(0.36—0.53)	0.61*(0.51—0.73)
民族（参照：汉）			
其他	0.76*(0.66—0.88)	0.77*(0.66—0.89)	0.99(0.86—1.13)
教育水平（参照：文盲）			
小学/初中	2.09*(1.83—2.38)	2.09*(1.83—2.39)	1.27*(1.12—1.45)
高中/职业技术学校	4.40*(3.81—5.07)	4.34*(3.75—5.01)	2.35*(2.05—2.71)
大专及以上	6.31*(5.36—7.43)	5.98*(5.06—7.07)	3.45*(2.93—4.06)

注：数字右上角注明"*"表示 p<0.05。

表 6-3　看电视和电脑使用影响因素的回归分析

自变量（影响因素）\因变量	看电视≥180 分钟/天 OR(95%CI)	电脑使用≥180 分钟/天 OR(95%CI)
年龄（参照：<45）		
45—65	1.436*(1.352，1.524)	0.278*(0.228，0.338)
≥65	1.695*(1.553，1.850)	0.072*(0.039，0.132)
性别（参照：男）		
女	1.082*(1.026，1.141)	0.458*(0.396，0.531)
家庭毛收入（参照：低）		
中	0.999(0.940，1.061)	1.857*(1.456，2.369)
高	0.917*(0.856,0.982)	2.301*(1.804，2.936)
居住地（参照：城市）		
农村	0.723*(0.684,0.764)	0.602*(0.518，0.700)
婚姻（参照：未婚）		
在婚	1.010(0.907，1.124)	0.256*(0.219,0.300)

续　表

自变量(影响因素)\因变量	看电视≥180 分钟/天 OR(95%CI)	电脑使用≥180 分钟/天 OR(95%CI)
离婚/丧偶/分居	0.970(0.843，1.115)	0.545*(0.378,0.785)
民族(参照:汉)		
其他	1.155*(1.062，1.256)	1.013(0.796，1.290)
教育水平(参照:文盲)		
小学/初中	1.579*(1.465，1.703)	10.392*(0.000#，0.000#)
高中/职业技术学校	1.575*(1.437，1.727)	34.973*(0.000#，0.000#)
大专及以上	0.976(0.851，1.120)	55.664*(0.000#，0.000#)

＊:p<0.05;♯:文盲者电脑使用时间≥180 分钟/天仅为 4 人。

三、讨论与结论

　　静态行为与受教育程度、家庭收入、性别、婚姻状况以及居住地等存在关联的结果与国内外相关研究结论基本一致。但是,Van Dyck 等(2010)研究认为中老年或年长者一般具有更少的静态行为,而本研究结果显示老年组比起中青年却具有更多的过长静态行为。这可能是由于随着社会经济的发展,我国老年人群也越来越具有较高的文化素质、多元化的现代生活方式,花费了较多的时间在观看电视节目、阅读等体力活动负荷较低(≤1.5 Mets 即代谢当量)的静态行为方面,它也提示相关部门或社区对于 65 岁以上的老年人群应组织更多更为积极健康的生活娱乐方式,以尽可能地减少花费在诸如电视节目观看等静态行为方面的时间。

　　随着社会的发展和科技的进步,人口素质与城镇化水平的进一步提高,可以预见人们屏前静态行为的时间将进一步上升。由此,我们对屏前静态行为(分电视观看与电脑使用)进行了影响因素的分析。除城镇、受教育水平(不包括"大专及以上")是电视观看与电脑使用的共同危险因素外,它们与人口社会学各指标关系的方向完全相反。基于此,笔者认为在制定具体的干预策略时对于观看电视、电脑使用时间需要区别对待。

　　年龄与体育锻炼参与率呈正向相关的结果与成君等人（2007）、沈丽琴等人（2014）的研究结论相一致，但与李然等人（2010）的研究结论不一致。在李然等（2010）的研究中，把体育锻炼参与率按年龄段进行频数统计，没有进行多因素回归分析，未能有效控制性别、城乡、受教育水平、收入等对两者之间关系的潜在影响。沈丽琴等（2014）和成君等（2007）引入多因素 Logistic 回归分析方法，本研究采用广义估计方程，都可较好地控制其他因素的干扰，更为准确地揭示他们间的实际联系。同时，李然等（2010）研究的样本采集于2007 年，而本研究样本 50％以上为 2011 年和 2009 年，采集样本时间点相对较晚，社会经济发展水平相对较高。此外，成君等（2007）和沈丽琴等（2014）的研究对象都为城镇居民，即使是老年人也拥有相对较高的科学文化素养与体育锻炼意识。因此，随着社会的进步、经济的发展、生活水平的提高以及全民建设运动的开展，拥有更多闲暇时间的老年人群较之中、青年人群体育锻炼参与率更高也就不足为怪了。这一结果也提示：在综合考虑了教育水平、家庭收入、婚姻、种族、性别以及居住地等后，青年人群可能因为社会经济压力大、身体自我感觉健康、工作繁忙、闲暇时间少而没有足够的体育锻炼行为。同时，城乡、收入、民族等与体育锻炼存在相关的结果也提示，加强农村地区特别是贫困少数民族地区居民的群众体育事业，提升他们的体育锻炼意识、技能与习惯可以成为今后相关体育部门工作的重要突破口。

　　中、高强度的体育锻炼作为一种促进健康水平的有效手段，是体力活动的特殊类型。目前国外体育运动、公共卫生学术界及实践领域除了强化体育锻炼外还逐渐重视对人们体力活动其他类型的干预如把静态相关行为转变为轻体力活动等。这是因为一方面随着社会的进步，静态行为越来越成为人们生活、工作的主要行为方式，另一方面仅有体育锻炼已不能有效遏制普通群众体质水平的下降，并且即使达到运动锻炼建议量也不能消除持续、过长的静态行为对人体健康的危害。

　　由此，笔者认为体育锻炼的社会人口学影响因素有年龄（正向＋）、收入（＋）、受教育水平（＋）、居住在农村（负向－）、已婚或离异等（－）和非汉族

（一）等；静态行为的社会人口学影响因素除民族没有关联，女性为保护因素外，其他因素与体育锻炼结果基本一致，这对于确定体育锻炼与静态行为的高危人群及其干预具有重要的指导意义。

基于研究结果笔者认为，需要进一步认清群众体育工作的严峻形势，把群众体育工作摆在更为突出的位置，根据不同人群的特点制定针对性干预措施。第一，加强对人民大众特别是农村贫困地区或受教育水平较低人群的体育锻炼意识、知识与技能的培养以及健身路径的建设与使用培训等，促进他们养成经常性体育锻炼的良好习惯。第二，加强对中、青年人群的工作场所及居住社区体育工作，制定措施保障与促进办公区域/时段的健身行为，推广工间操、站式办公等活动或工作模式，切实、有效提升青壮年劳动者的身心健康。第三，需要树立提高全天体力活动总量、总负荷的全时段的体育与健身工作的科学理念，加强并转变对经济发达地区或受教育水平较高人群的生活方式教育，减少他们的静态行为时间，降低过长静态行为流行率。第四，继续对不同人群、不同场景（闲暇、工作、交通以及居家）及行为类型（是否属于屏前类）下的静态行为决定性因素特别是可变社会心理、社会文化、物理环境因素开展深入研究，为制定行之有效的干预措施提供科学基础。

第二节　静态行为干预理论与实践

一、静态行为干预相关理论

（一）个体行为理论

1.行为选择理论

个体从事静态行为还是从事中、高强度体力活动或轻体力活动，从本质上来说是一个行为选择的问题。行为选择理论（Behavioral choice theory）或行为经济学是为理解个体行为的选择及其相关因素而设计的。该理论认为，个体的行为并非完全理性的，并受到内部动机和外部动机（奖励或惩罚）的影响。如对青少年选择体育锻炼给予适当的奖励(口头或实物)，并让他们体验到运动的乐趣，而对"久坐不动"或过长电脑使用进行惩罚(责骂等)，将使得他们更多地选择体育锻炼或轻体力活动。Epstein 等人(2007)研究也显示，如果高能量食物的价格上升，正常体重女性将更多地购买低能量食物来替代高能量食物。

2. 合理行动/计划行为理论

Fishbein 和 Ajzen 都认为，个体在充分考虑相关信息及行为的潜在益处后，是可能采取合理的行动的。合理行为理论包括三个核心概念：意图(Intention)、态度(Attitude)和主观准则(Subjective norm)。行为由意图决定，而意图由态度和主观准则支配。为了进一步发展、完善该理论，Ajzen(1985)加入了主观行为控制的概念，从而形成了计划行为理论。这一理论提示，当对静态行为的相关信息、过长静态行为的危害及改变这一行为的益处有了充分的认识与考虑之后，个体将形成行为转变的"意图"，并"合理性"地采取相关行动。

3. 分阶段行为转变理论。

分阶段行为转变理论也称跨理论模型，该理论认为"行为"不能被简单地划分为"不行为"和"行为"两类，而是拥有多个变化阶段的一个连续过程。一个行为的转变包括五个阶段：前预期阶段(Precontemplation)、预期阶段(Contemplation)、准备阶段(Preparation)、行动阶段(Action)和维持阶段(Maintenance)。同时，该理论认为均衡决策(Decisional balance)、变化过程(Processes of change)以及自我效能是影响或促进阶段间转变的重要因素。在静态行为转变过程中，我们需要确定个体所处的阶段；只有明确了阶段，才能更好地、更有针对性地采取措施调节相关因素达成行为转变的目的。

4. 其他健康行为理论

"知信行"理论。"知信行"(Knowledge-Attitude-Belief-Practice)提出于20世纪60年代，它是知识、态度、信念和行为的简称。该理论认为，关于体力活动、保健的知识是产生积极态度、信念，进而改变健康相关行为的基础，而态度与信念是行为改变的动力。

健康信念模型。健康信念模型(Health belief model)也是最早应用于健康行为的行为理论之一。它由四个基本成分构成,即易感性觉察(Percieved susceptibility)、严重性觉察(Percieved severity)、收益觉察(Percieved bene-fits)以及障碍觉察(Percieved barriers)。同时,这四个成分还受到社会人口学、心理因素以及行动暗示、自我效能等因素的影响。

不管是"知信行"理论、健康信念模型,还是合理行动/计划行为理论、分阶段行为转变理论,亦或是行为选择理论,都是"盲人摸象"中所得到的一个侧面,它们既有重合之处,也有互补的方面。在静态行为干预的实际应用中,需要依据特定人群具体情况,综合/整合若干理论,来设计个体层面的具体干预策略与可操作化措施。

(二)人际间/群体行为理论

1.社会认知理论/自我效能理论

自我效能理论(Self-efficacy theory)出自上世纪七十年代由班杜拉(A. Banduran)提出的社会认知理论(Social cognitive theory)。社会认知理论认为,个体的认知、行为及其环境处于互为因果的三角中,并认为在从认知到行为之间起着关键作用的是个体对自身能否完成该行为的觉察,即自我效能。共有四个因素影响着个体的自我效能:成功体验(Mastery experience)、替代经历(Vicarious experience)或范例(Modelling)、口头说服(Verbal persua-sion)和身心状态(Physiology states/psychological states)。以往研究显示,自我效能在绝大多数特定行为包括静态行为的转变和具体执行中都起着至关重要的作用。

2.社会网络和社会支持理论

个体的健康行为广泛地受到社会关系/支持(Social support)、社会网络(Social network)的影响。社会网络是人与人之间的链接,这些周围的人可能(或可能不)提供社会支持。社会网络包括互惠性(Reciprocity)、强度(In-tensity)、密度(Density)、复杂性(Complexity)、同质性(Homogeneity)以及地理性分布(Geographic dispersion)等。社会支持包括情感性支持(Emotional support)、信息性支持（Informational support)、工具性支持（Instru-mental support)以及评价性支持（Appraisal support)等。由于社会关系的错综复杂，对其进行测量和分析显得较为困难。但是，现代数学与计算机技术的发展特别是结构方程模型的出现为其提供了强大的研究工具。静态行为常常在无意识的情形下发生。这就提示该行为很可能在很大程度上受外部环境因素的影响。而社会性环境（如父母、朋友与同伴等）是这类因素中较易改变与塑造的重要方面。

（三）行为转变/促进的设计理论

一个完整的健康行为促进规划包括设计、实施和评价三个部分。其中常见并在实践中成功应用的设计理论主要有生态学模式和 PRECEDE-PRO-CEED 模式。生态学模式认为个体并不是孤立的，而是与周围各类环境存在相互作用的关系；它包括个体或环境的多维性、多维因素间的交互作用以及环境对个体的多重影响。PRECEDE-PROCEED 模式包括九个阶段：社会诊断、流行病学诊断、行为和环境诊断、教育和组织诊断、管理和政策诊断、实施、过程评价、影响评价以及结局评价等，其中前五个是评价（诊断）阶段（PRECEDE)，后四个是实施和评估阶段（PROCEED)。这些理论都为静态行为的干预提供了重要的理论基础。

二、静态行为的干预途径与方法实践

（一）基于循证的一般性干预建议

第一，减少静态行为，增加轻体力活动。已有研究表明，中、高强度的体育锻炼与静态行为的关系非常弱，单纯增加中、高强度的体育锻炼并不能有效降低静态行为的时间。而 Spittaels 等人（2012）研究显示，轻体力活动与静态行为存在较强的反向关联。轻体力活动也与动脉硬化、胰岛素抵抗有关，并其干预较之体育锻炼更易实施。因此，促使静态行为转变为轻体力活动（站着做事或身体移动）是一条潜在的有效干预策略与途径。

第二,减少静态行为总时间、调整行为类型结构和增加间歇次数并重。在固有工作/学习、生活模式下,减少静态行为总时间并不是很容易成功,但增加间歇次数已被证实可行并也能对健康产生积极效益。同时,在总时间难以下降的前提下,可以调整时间结构即把更多的时间花在学习型、职业性静态行为方面。研究显示,职业性静态行为较之休闲娱乐式静态行为如看电视的能量代谢率要高。因此,建议非工作/学习型静态行为不超过 2 小时/天,并且静态行为每 30 分钟需起身散步或转变为轻体力活动。

第三,需考虑行为类型及其实施场境。在特定场合下,需要了解其特有的可改变影响因素,这是因为不同的地方或场境下静态行为的决定性因素也有所差别。采用统一的干预策略难以获得有效的结果。

第四,运用多种行为理论或策略综合干预。从行为的生态学模型来看,静态行为具有相当的复杂性,任何单一的行为理论或干预策略都难以产生较理想的效果。目前,在静态行为干预研究中较常用的行为理论是:社会认知理论(自我监控、场境真实化和可测量的目标)和行为选择理论(听音乐时站着、站着画画)。

(二)不同场境下的具体干预途径

从居家环境来看,倡导电视媒体的健康促进运动、对青少年/儿童屏前时间的限定、提供社区公共活动/健身区域是减少静态行为的重要策略。已有研究显示,看电视等静态行为时间与较低水平的公共可步行性(居住密度、土地混合利用、街道链接、大型公园等)密切相关。

从工作场所来看,相对于封闭式设计(Closed-design)的办公环境,更具现代化的设计如高度可调式办公桌/椅(或工作站)的使用(如图 6-1 所示)、站式会议室/公共区域、集中打印等不仅能有效降低工作时坐着的时间,而且有助于改善身心健康状况。

从交通型静态行为来看,在 1 公里以内尽量用步行或骑车来代替开车。

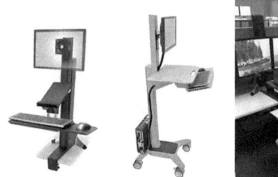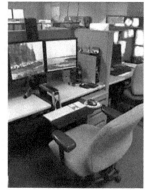

图 6-1　高度可调式办公桌/椅

引自：Nicolaas P. Pronk，et al. Reducing Occupational Sitting Time and Improving Worker Health：The Take-a-Stand Project，2011. Prev Chronic Dis 2012；9：110323.

(三)屏前时间提示及闭锁装置

随着电子媒体的广泛流行，人们花在屏前的时间越来越多。而这种屏前行为像其他静态行为一样在很多情况下属于一种无意识/默认（"Default"）的状态下进行的。因此，改变这种屏前型静态行为（特别是对于未成年人群）需要外部环境的变化或借助外力才能得以实现。电视机/电脑使用时间电子管理器（如 Time Boss Pro 时间和程序限制管理程序等）就是一种被证明行之有效的方法。除此之外，轻体力活动负荷的屏前行为/游戏取代坐着的屏前行为/游戏，限制屏前伴随性行为如边吃饭/零食边看电视或上网等也能对健康产生积极效益。

三、我国居民静态行为干预研究的展望

(一)静态行为的可改变决定因素研究

目前，关于我国各类人群静态行为的可改变决定因素的研究还非常缺乏。只有明确了各类人群在不同场境下的社会性、物理性决定因素才能为其进行有效干预提供科学基础。在这类因素中，物理环境因素可能是一个具有

较好前景的研究领域，如在青少年、儿童卧室移除电视、电脑以及不配给个人手机等。

（二）静态行为的对照实验研究

需要进一步整合现有的研究成果，制定针对性较强并行之有效的干预措施。而优先研究特定静态行为的多水平决定性因素及其干预是其关键。这是因为一项切实可行并有效的干预一定是特定场境、特定行为以及特定人群的细化措施。有关我国各类人群静态行为的对照实验研究还极其缺乏，难以对某一处理（措施）作出"剂量—效应"的准确刻画。

（三）静态行为的"自然实验"研究

真实环境下的研究是检验政策措施是否有效最为直接的方法，例如高度可调式办公桌/椅的引入、公共可步行性或绿道、自行车道网络等是否有助于减少真实的静态行为都需要进一步更为科学的研究。例如街区化是否能在真实情境中促进人群的体力活动，以及是否存在不同人群的差异也还需要进一步的"自然实验"加以验证。

附件 1 CHNS 问卷"体力活动"与"静态行为"部分

	活动的类型	是否参加这些活动？ 0 不参加 1 参加 9 不知道 * 如果"不参加"或"不知道"，询问下一项活动。	平均每天花多少时间？ * 若不知道，则记录－9：99。	
			周一——周五	周六——周日
体力活动	武术（功夫等）	☐	☐☐:☐☐	☐☐:☐☐
	体操、舞蹈、杂技	☐	☐☐:☐☐	☐☐:☐☐
	田径（跑步等）、游泳	☐	☐☐:☐☐	☐☐:☐☐
	足球、篮球、网球	☐	☐☐:☐☐	☐☐:☐☐
	羽毛球、排球	☐	☐☐:☐☐	☐☐:☐☐
	其他活动（如乒乓球、太极）	☐	☐☐:☐☐	☐☐:☐☐
静态行为	看电视	☐	☐☐:☐☐	☐☐:☐☐
	看录像、VCD、DVD	☐	☐☐:☐☐	☐☐:☐☐
	在线看电影或电视节目	☐	☐☐:☐☐	☐☐:☐☐
	玩游戏机	☐	☐☐:☐☐	☐☐:☐☐
	网上浏览	☐	☐☐:☐☐	☐☐:☐☐

活动的类型	是否参加这些活动？ 0 不参加 1 参加 9 不知道 * 如果"不参加"或"不知道"，询问下一项活动。	平均每天花多少时间？ * 若不知道，则记录－9：99。	
		周一—周五	周六—周日
网上聊天	□	□□：□□	□□：□□
电脑游戏	□	□□：□□	□□：□□
读书（报杂志）、写字或画画	□	□□：□□	□□：□□
其他静坐活动	□	□□：□□	□□：□□

附件 2　青年大学生静态行为问卷

同学，您好！

　　为了调查同学们的健康素质，进一步提升你们的健康水平，我们课题组编制了本调查问卷。问卷不记名，答案无对错之分，对您的答案我们将进行严格保密。在您回答问题时，只需根据您的实际情况或感觉选择即可，无需多加思考。请在符合您的答案前打"√"或书写相应数字。**注意：每道题只能选择一个答案，不要遗漏任何一道题目。**感谢您的参与！

　　您如若同意参与调查，请您签字：

　　您的学号：　出生日期：　年　月　日；现在身高　厘米，体重　千克

　　1.你来自：○城市　○农村

　　2.你一般每天睡眠几小时：○6 小时及以下　○7 小时　○8 小时　○9 小时以上

　　3.你父母的最高学历为：○小学及以下　○初中　○高中（职高）　○大专以上

　　4.你家庭人均年收入大概为：○1 万元以下　○1 万—2.5 万元　○2.6 万—4 万元　○4 万元以上

　　5.你的学习压力：○很大　○较大　○较小　○很小

6.你与家人之间的关系：○很差　○较差　○一般　○较好　○很好

7.你与同学、恋人等的关系：○很差　○较差　○一般　○较好　○很好

8.你今天的体能水平：○很差　○较差　○一般　○较好　○很好

9.你今天的健康状况：○很差　○较差　○一般　○较好　○很好

在通常的一周中，你参加下列坐着或倚靠着的静态行为情况：（注意：（1）对于每一项活动，仅记录那些你主要参与的活动的时间；例如你边看电视边聊天，要么记录为看电视要么记录为聊天，而不是既记录为看电视又记录为聊天。（2）这里的静态行为不包括坐着的体育运动如仰卧起坐、瑜伽等。）

活动类型	你一般每周花多少时间参加如下活动？（单位：小时）
坐着上课、做作业	○ 0　○＜7　○ 7—13.9　○ 14—20.9　○ 21—27.9　○ 28—34.9　○≥35
电脑上网聊天	○ 0　○＜3.5　○ 3.5—6.9　○ 7—10.4　○ 10.5—13.9　○ 14—17.4　○≥17.5
玩电脑游戏	○ 0　○＜3.5　○ 3.5—6.9　○ 7—10.4　○ 10.5—13.9　○ 14—17.4　○≥17.5
使用电脑（除聊天、游戏）	○ 0　○＜3.5　○ 3.5—6.9　○ 7—10.4　○ 10.5—13.9　○ 14—17.4　○≥17.5
手机打电话或上网聊天	○ 0　○＜3.5　○ 3.5—6.9　○ 7—10.4　○ 10.5—13.9　○ 14—17.4　○≥17.5
使用手机（除聊天、打电话）	○ 0　○＜3.5　○ 3.5—6.9　○ 7—10.4　○ 10.5—13.9　○ 14—17.4　○≥17.5
看电视（指电视机）	○ 0　○＜3.5　○ 3.5—6.9　○ 7—10.4　○ 10.5—13.9　○ 14—17.4　○≥17.5
阅读书籍、杂志或报纸	○ 0　○＜3.5　○ 3.5—6.9　○ 7—10.4　○ 10.5—13.9　○ 14—17.4　○≥17.5
坐着面对面聊天或开会	○ 0　○＜3.5　○ 3.5—6.9　○ 7—10.4　○ 10.5—13.9　○ 14—17.4　○≥17.5

附件3　国际体力活动问卷(短卷)

● 中等强度体力活动是指需要您花费中等力气完成,呼吸较平常稍微增强的活动。
● 重体力活动是指需要您花费大力气完成,呼吸较平常明显增强的活动。
● 注意:某些项目,比如打篮球,有可能是中等强度体力活动,也有可能是重体力活动,请根据您的主观感受填写。以下所指"体力活动"包括学校体育课、课外锻炼等。

1.最近7天里,你花多少天做重体力活动,像是提重物、有氧运动或快骑自行车?(仅回想你所做过每次至少10分钟的那些身体活动。)

　　　　每周　　天　　或

　　　　□无重体力活动——→跳到问题3

2.在参与重体力活动的那些天,你通常每天花多少时间做重体力活动?

　　　　每天　　小时　　分钟　　或

　　　　□不知道/不确定

3.最近7天里,你花多少天做中等强度体力活动,像提拿轻的物品、正常的速度骑自行车或网球双打?(仅回想你所做过每次至少10分钟的那些身体活动;不包含走路。)

　　　　每周　　天　　或

　　　　□无中等强度体力活动——→跳到问题5

4.在参与中等强度体力活动的那些天,通常你每天花多少时间做中等强度体力活动?

　　　　每天　　小时　　分钟　　或

　　　　□不知道/不确定

119

5.想一想最近 7 天你花多少天在走路，包含工作、在家、从某地到某地、娱乐、游戏或休闲时的走路。最近 7 天里，你花多少天走每次至少 10 分钟的路？

　　　　每周　天或

　　　　□ 没有走路──→跳到问题 7

6.在走路的那些天，你通常每天花多少时间在走路？

　　　　每天　小时　分钟　或

　　　　□ 不知道/不确定

7.最后的问题是最近连续 7 个非节假日时间（即扣除周六、周日及国家法定节日等）你每天花多少时间坐着，含花在上学、工作、家里、做作业及休闲时的坐着和花在书桌、拜访朋友、读书或看电视的躺、坐着。

　　　　每天　小时　分钟　或

　　　　□ 不知道/不确定

附件 4　体力活动日志及体力活动分类与能耗标准

本日志记录您一周（七天）的体力活动情况。请您每天睡觉前回忆这一天的体力活动，并填写以下信息：

小时＼分钟	0—15	16—30	31—45	46—60
0				
1				
2				
3				
4				
5				
6				
7				
8				
9				
10				
11				
12				
13				
14				
15				
16				
17				
18				
19				
20				
21				
22				
23				

第 1 天

姓名：

班级：

学号：

填表日期：　　月　　日

请注意：在每一个空格填写某一时段相应的体力活动代码，它代表你在这 15 分钟内所做的活动。在填写之前，请仔细阅读体力活动分类表（具体请见封底"附录"），明确你所做的活动属于哪一类。假如在很长一段时间内，你所做的活动都是一样（如睡觉），你可以划一条横线直到活动改变。

注：第 2 天至第 7 天表格与第 1 天同，此处略。

121

体力活动分类与能耗标准

分类代码	每一类典型活动举例			能量消耗水平	
				kcal/kg/15min	METs
1	身体平躺：	睡觉	在床上休息	0.26	1
2	坐着的活动：			0.38	1.5
	上课	吃饭	自习		
	看书	听广播	看电视		
3	站着的、低强度的活动：				
	洗衣服	刮胡子	梳头	0.57	2.3
	做饭	扫地			
4	散步（<4km/h）、开车、洗澡、穿衣服等			0.69	2.8
5	低强度的工作活动：			0.84	3.3
	做家务（擦窗、拖地）	木工工作	裁缝		
	印刷工	园艺	酿酒		
	在电子工厂工作	补鞋	技工		
	在实验室工作	电工	油漆		
	给农场家禽喂食	行走（4—6km/h）			
6	娱乐场所的体育活动或休闲活动：			1.2	4.8
	划独木舟	箭术	排球		
	网球	槌球游戏	骑车（<10km/h）		
	棒球（投手除外）	高尔夫	航海		
7	中等强度的工作活动：			1.4	5.6
	修理机器（建房子）	修筑篱笆	搬运箱子		
	耕地	伐木	铲雪		
8	较高强度（非比赛）的体育活动或休闲活动：			1.5	6.0
	骑马	羽毛球	登山		

分类代码	每一类典型活动举例			能量消耗水平	
				kcal/kg/15min	METs
	快速骑车	滑雪	划独木舟		
	舞蹈	游泳	网球		
	体操	快走 (＞6km/h)			
9	大强度的工作活动和高强度的体育或竞技活动：			2.0	7.8
	用斧头伐木	用锯刀锯东西	在农场干活		
	游泳	网球	羽毛球		
	乒乓球	篮球	足球等		

注:大强度的体力活动是指需要您花费大力气完成,呼吸较平常明显增强的活动。中等强度体力活动是指需要您花费中等力气完成,呼吸较平常稍微增强的活动。某些项目,比如打篮球,有可能是中等强度体力活动,也有可能是重体力活动,请根据您的主观感受填写。

附件5　青少年静态行为问卷(中文版)

同学,你好!

谢谢你今天对我们的帮助! 很多学生都帮助我们完成了这份问卷。你回答的这些问题将有助于我们更好地了解你的健康状况。我们会对你的答案进行保密,你学校里的老师、同学都不会知道你的答案。请你仔细阅读问题并尽你最大的努力回答这些问题。再次感谢你!

你叫什么:性别:□男　　□女

哪个班级:　　　班内序号:

出生年月日:　　年　　月　　日

你自己睡觉的房间里有电脑吗?　　　　□有　　□没有

你有自己的手机或平板电脑吗？　　　　□有　　□没有

下面问题是关于你坐着或靠着的活动：

回想一下过去普通的一周，你通常花多少时间在以下活动。请注意：对于每一项活动，仅记录那些你主要参与的活动时间；例如你边看电视边聊天，要么记录为看电视要么记录为聊天，不能既记录为看电视又记录为聊天。

题目	你是否参加这项活动？	周一至周五总共参加了多少时间？	周六至周日总共参加了多少时间？
例：看电视或影碟	√是 □否	___0___ 小时 ___50___ 分钟	___4___ 小时 ___30___ 分钟
1.看电视或影碟	□是 □否	_____ 小时 _____ 分钟	_____ 小时 _____ 分钟
2.玩手机或平板电脑	□是 □否	_____ 小时 _____ 分钟	_____ 小时 _____ 分钟
3.玩电脑	□是 □否	_____ 小时 _____ 分钟	_____ 小时 _____ 分钟
4.用电脑/手机做家庭作业	□是 □否	_____ 小时 _____ 分钟	_____ 小时 _____ 分钟
5.做家庭作业（不用电脑）	□是 □否	_____ 小时 _____ 分钟	_____ 小时 _____ 分钟
6.阅读（为了好玩或兴趣）	□是 □否	_____ 小时 _____ 分钟	_____ 小时 _____ 分钟
7.乘车（轿车/公交/火车）	□是 □否	_____ 小时 _____ 分钟	_____ 小时 _____ 分钟
8.坐在一起聊天/打电话/闲待	□是 □否	_____ 小时 _____ 分钟	_____ 小时 _____ 分钟
9.参加各种课外辅导或培训班	□是 □否	_____ 小时 _____ 分钟	_____ 小时 _____ 分钟
10.练习乐器、书法/画画、做工艺、听音乐等	□是 □否	_____ 小时 _____ 分钟	_____ 小时 _____ 分钟

再次感谢你的参与！祝你身体健康、学习进步！

附录6　相关章节的专家评审意见与作者回复(节选)

一、第二章第一、二节和第六章第一节

1.评审专家指出(概括为):在"中文摘要"的部分结果、结论与建议等较为笼统,需简要报告具体影响及具体干预措施。

回复:非常感谢专家的意见!第一,我们把第(4)点修改为"与体育锻炼、静态行为正向关联的社会人口学因素有年龄、收入和受教育水平,而负向因素有居住在农村、已婚等、女性(静态行为)、其他民族(体育锻炼)。"由于我们考虑数据较多及篇幅所限,摘要中未列出OR值。第二,我们把"需要根据人群不同社会人口学特征制定有针对性的干预措施……"修改为"建议促进农村贫困地区及受教育水平较低人群的经常性体育锻炼,并减少经济发达地区及受教育水平较高人群的静态行为。"英文摘要也已经做了相应的修改。

2.前言部分:(1)应对"历次全国性……"和"经常性中、高强度……增进生活质量等"等描述标明出处;(2)删除"目前,我国全国性体育锻炼流行状况的数据主要来源于国家体育总局,少有其他途径的数据分析和研究报告"及充分解释研究的必要性。

回复:第一,已在"历次全国性……"句尾增添了注释([2]国家体育总局. 2013年20—69岁人群体育健身活动和体质状况抽测工作调查结果[N].中国体育报2013年8月6日第003版.[3]国家国民体质监测中心. 2014年6—69岁人群体育健身活动和体质状况抽测调查结果[EB/OL].)同时,修改了"经常性中、高强度……增进生活质量等"语句的表述("经常性中、高强度的体育锻炼有助于经由提升健康相关体适能与减少非传染性慢性疾病等而降低人群死亡率")并增添了注释([4] Hupin D, Roche F, Gremeaux V, et al. Even a low-dose of moderate-to-vigorous physical activity reduces mortality by 22% in adults aged >/=60 years: a systematic review and meta-analysis. Br J Sports Med 2015；49：1262－1267.）。第二，已按照专家建议删除了"目前，我国全国性体育锻炼流行状况的数据主要来源于国家体育总局，少有其他途径的数据分析和研究报告"，并在此处添加了"目前，国内关于全国性的成人体育锻炼特别是其纵向数据的专题研究鲜见报告，对于静态行为及其影响因素的探讨也少有涉及，不利于确定体力活动不足的高危人群并实施干预。"

3. 研究对象部分：请说明 2004、2006 及 2009 年份别有多少样本纳入分析。

回复：本次数据分析中总共涉及 41793 条记录，各年份研究对象记录数如下表 s1 所示（已在文中相应部分增添了 2004 年至 2009 年的样本数）：

表 s1　2004—2011 年中国健康与营养调查样本量分布

调查年份	记录数	构成比（％）	累计构成比（％）
2004	9,632	23.05	23.05
2006	9,642	23.07	46.12
2009	9,908	23.71	69.83
2011	12,611	30.17	100.00
合计	41,793	100.00	

说明：（1）表 s1 中"记录数"表示在中国健康与营养调查 2004—2011 年间（2004、2006、2009、2011 年）总数据库中有数据记录的调查人次数，如一个研究对象参加过 3 次调查则记录数为 3；（2）每个研究对象一年之内至多被调查一次，因此每年之内的记录数＝研究对象数，而合计记录数将大于合计的研究对象数（详见下文表 s4）。

4. 统计方法部分：（1）应详细描述"体力活动"和"静坐的活动"时间的具体计算方法，并提供相应例题；（2）具体说明标准化的过程。

回复：第一，CHNS 中调查"体力活动"和"静坐的活动"不涉及频率，直接记录总时间，具体如下表所示（已在文中相应部分添加了这部分信息）：

表 s2　"体力活动"和"静坐的活动"例题(各 1 题)

活动的类型	是否参加这些活动? 0 不参加　1 参加　9 不知道 * 如果"不参加"或"不知道", 询问下一项活动。	平均每天花多少时间? * 若不知道,则记录 -9:99。	
		周一——周五	周六——周日
武术(功夫等)	□	□□:□□	□□:□□
看电视	□	□□:□□	□□:□□

第二,因本次研究涉及年份跨度为 2004—2011 年,地域跨度包含多个省份或自治区,不同年份以及不同地区的人口年龄、性别、经济收入、社会文化背景等诸多社会人口学特征可能存在结构差异,因此不同年份间指标的直接比较将有可能存在偏移,因此需要进行标准化计算,标准化指标可以进行横向或者纵向的平行比较。结合人群研究的惯用标准化方法以及可用的全国人口特征资料,往往对研究人群进行年龄、性别标准化,即将不同研究人群的年龄、性别限定在统一基准,控制年龄、性别差异后再进行比较。

本次研究中各指标(文章表 1、图 1、图 2、图 3)结果的呈现采用年龄、性别直接标准化的方法。标准化人口选定 2010 全国人口普查人口,即将历年研究人群的年龄、性别统一在 2010 年全国人口普查的基准,依据 2010 年人口各年龄段、性别构成比来计算各调查年份样本指标的加权系数(标准化率或均数)。由此,消除不同年分间研究人群的年龄、性别结构差异对研究指标的干扰,可以对各指标进行年份间的直接比较。

单变量加权公式: $w_i = (\Sigma n_i)C_i/n_i$,式中 w_i 为各层的权重值, C_i 为总体中各层的构成比, n_i 为各层实际的样本频数, Σn_i 为实际抽得的样本总量。

多变量加权公式: $w_{ij} = w_i \times w_j$,计算按照上述公式计算每个变量的权重值,然后相乘即为多变量的加权值。本文中年龄与性别即为两个变量。

此外,(1)直接标准化统计理论可参考:[1] 万霞,周脉耕,王春平等.率的直接标准化法在样本率加权中的应用[J].卫生研究,2007,36(3):285—286.DOI:10.3969/j.issn.1000-8020.2007.03.044.[2] 朱继民.年龄标化率在长期趋势研究中的适用性[J].疾病控制杂志,2003,7(3):247—249.

DOI：10.3969/j.issn.1674－3679.2003.03.033.（2）运用直接标准化算法的文献可参考：[3] 石海兰,关联欣.1990～1999 年山西省法定报告传染病流行特征的分析[J].国际医药卫生导报,2002,(7):118—120.DOI：10.3760/cma.j.issn.1007－1245.2002.07.082.[4] Guo F,He D,Zhang W,Walton RG. Trends in prevalence,awareness,management,and control of hypertension among United States adults,1999 to 2010. J Am Coll Cardiol 2012;60:599 - 606.

5.结果与讨论部分:作者提到进行了纵向数据分析,建议作者单独将该部分结果列表报告(包括纵向数据的样本量及其他人口统计指标)并说明纵向数据的分析方法;

回复:本文所提到的趋势分析等本身都是基于纵向数据的分析,而3.2.2 部分所提到的纵向数据分析是更为苛刻的即同一个人不同年份调查所得的数据分析,仅作为敏感性分析加以说明。为此,我们进一步说明了本文的纵向数据集数据结构和纵向数据分析方法。

（1）纵向数据集数据结构

A.中国健康与营养调查 2004—2011 年间(2004、2006、2009、2011 年)共进行了 4 次全国调查,虽然每人每次仅有一次被调查的机会,但部分研究对象在 4 次调查期间多次被纳入研究,所有研究对象被调查次数居于 1—4 次不等,重复调查的记录数和研究对象数分布见表 s3:

表-s3　2004—2011 年中国健康与营养调查记录数、研究对象数分布

重复调查数	记录数（人次数）	构成比（％）	累计构成比（％）	研究对象数（人数）
1	7294	17.45	17.45	7294
2	7134	17.07	34.52	3567
3	8085	19.35	53.87	2695
4	19280	46.13	100.00	4820
合计	41793	100.00		18376

说明：(1)表-s3中"记录数"表示在中国健康与营养调查2004—2011年间(2004、2006、2009、2011年)总数据库中有数据记录的调查人次数，如一个研究对象参加过3次调查则记录数为3；(2)"研究对象数"表示在此期间的研究对象数，研究对象数＝记录数/重复调查数。(3)本次分析数据库包含调查人次数合计41793人次，包含研究对象数合计18376人。

B. 此处展示同时参加2004年、2006年、2009年和2011年的研究对象在2011年(记录数＝19280，研究对象数＝4820人)的基本特征以及静态行为变化趋势，作为敏感性分析，结果见表-s4和图-s1。

因为表s4和图s1中展示的是参加4次调查的4820名研究对象在2011年的基本特征和历年趋势，这些研究对象在历次抽样中所占比例不足一半(表s1)，不足以代表全国人口，因此表s4展示的结果不作全国普查人口年龄、性别的直接标准化处理，表中所得标准差数值也较大。

这些研究对象各指标的城乡差异、性别差异结果以及变化趋势与文章中所得结果基本一致，基于此我们得出"对……进行了纵向数据(即同一个人不同年份调查所得的数据)的分析，所得结果与以上研究结果基本一致。"的判断。

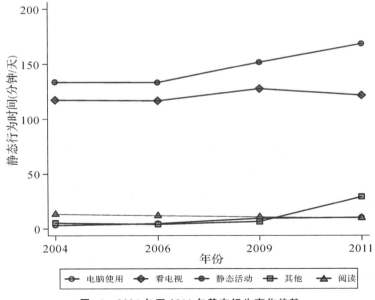

图-s1　2004年至2011年静态行为变化趋势

表 S4　同时参加 2004 年、2006 年、2009 年和 2011 年的研究对象在 2011 年的基本特征

指标（均值±标准差/百分数）	总体 n=4820	城镇 n=1438	乡村 n=3382	城乡比较#	男性 n=2188	女性 n=2632	性别比较#
年龄（岁）	56.02(12.88)	56.40(13.60)	55.86(12.56)	0.185	56.16(12.94)	55.90(12.82)	0.488
体育锻炼时间（分钟/天）	6.43(25.16)	14.44(37.08)	3.02(16.69)	<0.001	6.97(26.56)	5.97(23.93)	0.172
体育锻炼百分比（%）	8.71	18.64	4.49	<0.001	9.51	8.05	0.075
参与锻炼率							
锻炼≥90 分钟/周	8.42	18.08	4.32	<0.001	9.14	7.83	0.102
锻炼≥150 分钟/周	8.01	17.66	3.90	<0.001	8.50	7.60	0.251
静态行为时间（分钟/天）							
看电视	121.61(75.93)	131.28(79.94)	117.52(73.79)	<0.001	121.56(75.43)	121.66(76.35)	0.962
电脑使用	10.23(37.47)	17.57(48.91)	7.10(30.84)	<0.001	13.32(43.47)	7.65(31.40)	<0.001
阅读	9.64(26.53)	19.67(36.90)	5.39(19.11)	<0.001	13.00(29.62)	6.85(23.30)	<0.001
其他	29.23(61.56)	37.04(70.43)	25.90(57.06)	<0.001	27.53(58.21)	30.64(64.19)	0.081
合计	168.49(111.08)	202.67(125.09)	153.96(101.14)	<0.001	172.94(112.27)	164.79(109.97)	0.011
静态行为百分比（%）							
静态行为≥360 分钟/天	7.45	13.63	4.82	<0.001	8.09	6.91	0.122

（2）纵向数据分析

在本次研究的研究重点之一是评估我国居民的体育锻炼、静态行为的时间变化趋势，因此需要计算不同时间断面上的各个指标值，再以时间节点顺序串联呈现并比较。因此本次数据分析以调查年份作为时间断面，中文章表1、图 1—3 的所有指标的计算均基于各调查年份的横断面数据，分析方法为常用的横断面研究数据的计算方法，继而进行数据的纵向展示。

而在进行"3.3 体育锻炼、静态行为的社会人口学影响因素"分析时，则使用了纵向数据（longitudinal data）的特定统计分析方法"广义估计方程"（general estimation equation，GEE）。因为传统的线性回归、logistic 回归等影响因素判断方法的适用条件是各个研究对象（或观察，observation）之间彼此独立，而纵向数据是指同一个研究对象的同一个指标在不同时间点进行多次重复测量所获得的数据，即各观察在不同时间点之间的指标取值不相互独立，存在内部自相关性，因此传统的线性回归、logistic 回归等统计方法将不再适用。

为了保证样本量的完整性，基于纵向研究数据，可使用广义估计方程。"广义估计方程处理非独立试验的组内相关资料，有比传统统计学更为适当的应用条件，解决了纵向数据中应变量的相关问题，能得到稳健的参数估计值"。本文存在部分研究对象参加了数次调查（表 s1、表 s3），隶属纵向研究范畴，调查数据为纵向数据。

更多关于广义估计方程的理论方法和运用可参考文献：[5] 赵振，潘晓平，张俊辉等. 广义估计方程在纵向资料中的应用[J]. 现代预防医学，2006，33（5）：707—708. DOI：10.3969/j. issn. 1003－8507. 2006. 05. 019. [6] 李雪原，张雪雷，仇丽霞等. 广义估计方程处理重复测量数据的参数解释[J]. 中国药物与临床，2015，（2）：167—170. DOI：10.11655/zgywylc2015. 02. 006. [7] 曹志娟，王书梅，郑文娟等. 应用广义估计方程评估儿童肥胖综合干预效果[J]. 中华流行病学杂志，2014，35（7）：773—778. DOI：10.3760/cma. j. issn. 0254－6450. 2014. 07. 004.

6.结果与讨论部分：请作者一方面具体描述前人研究与该研究的不同；

另一方面找到更多证据支持自己的推测；不能仅靠推测。

回复：我们把与前人比较的讨论部分做了进一步的修改，具体描述了研究结论间的不同之处，提供了更多的论点依据，具体修改为："年龄与体育锻炼参与率呈正向相关的结果与成君等人（2007）、沈丽琴等人（2014）的研究结论相一致，但与李然等人（2010）的研究结论不一致。在李然等（2010）的研究中，把体育锻炼参与率按年龄段进行频数统计，没有进行多因素回归分析，未能有效控制性别、城乡、受教育水平、收入等对两者之间关系的潜在影响。沈丽琴等（2014）和成君等（2007）引入多因素 Logistic 回归分析方法，本研究采用广义估计方程，都可较好地控制其它因素的干扰，更为准确地揭示他们间的实际联系。同时，李然等（2010）研究的样本采集于 2007 年，而本研究样本 50% 以上为 2011 年和 2009 年，采集样本时间点相对较晚，社会经济发展水平相对较高。此外，成君等（2007）和沈丽琴等（2014）的研究对象都为城镇居民，即使是老年人也拥有相对较高的科学文化素养与体育锻炼意识。因此，随着社会的进步、经济的发展、生活水平的提高以及全民建设运动的开展，拥有更多闲暇时间的老年人群较之中、青年人群体育锻炼参与率更高也就不足为怪了。"

7.结论部分：结论及建议应更具针对性，因为该研究调查的影响因素均为不可改变/较难改变的人口统计学指标，其意义更多的在于确定高危人群，请作者具体指出针对研究结果，应重点针对哪些人群做哪些针对性的措施？

回复：为了使得结论与建议更具针对性，我们把影响因素修改为"体育锻炼的社会人口学影响因素有年龄（正向＋）、收入（＋）、受教育水平（＋）、居住在农村（负向－）、已婚或离异等（－）和非汉族（－）等；静态行为的社会人口学影响因素除民族没有意义、女性为保护因素外，其他与体育锻炼相一致。"；把建议部分修改为"基于研究结果笔者认为，需要进一步认清群众体育工作的严峻形势，把群众体育工作摆在更为突出的位置，根据不同人群的特点制定针对性干预措施。第一，加强对人民大众特别是农村贫困地区及/或受教育水平较低人群的体育锻炼意识、知识与技能的培养以及健身路径的建设与使用培训等，促进他们养成经常性体育锻炼的良好习惯。第二，加强对中、青年人群的工作场所及居住社区体育工作,制定措施保障与促进办公区域/时段的健身行为,推广工间操、站式办公等活动或工作模式,切实、有效提升青壮年劳动者的身心健康。第三,需要树立提高全天体力活动总量、总负荷的全时段的体育与健身工作的科学理念,加强并转变对经济发达地区或/及受教育水平较高人群的生活方式教育,减少他们的静态行为时间,降低过长静态行为流行率。"

诚然,由于本研究数据流行病学类研究,政策措施并不是研究的主体与主要目地,文中的建议部分仍然不是很具体。所以,我们今后将基于本研究结果继续对体育锻炼与静态行为的干预或政策措施进行研究,以期形成新的成果。

二、第四章第二节审稿专家意见和笔者反馈(原稿都为英文)

评审意见♯1:调整变量的选择依据是什么,如何定义潜在的危险因素?

Response from authors: *The criteria used for selecting the potential risk factors in the present study were based on previous studies. In previous studies, age, social economic status, lifestyle factors and menopausal status were important risk factors for lower BMD and those factors might be also related to the duration of TV viewing* [1—4].

[1] *E. J. Waugh, M. A. Lam, G. A. Hawker, et al. Risk factors for low bone mass in healthy 40 - 60 year old women: A systematic review of the literature. Osteoporos Int* 2009; 20:1 - 21

[2] *Bleicher K, Cumming R G, Naganathan V, et al. Lifestyle factors, medications, and disease influence bone mineral density in older men: findings from the CHAMP study. Osteoporosis International* 2011; 22 (9): 2421—37

[3] *Shaohai Wang, Shouqing Lin, Yuanzheng Zhou. Social and behavior factors related to aged Chinese women with osteoporosis. Gyneco-*

logical Endocrinology, October 2008；24(10)：538 - 545

[4] Ryan E. Rhodes, Rachel S. Mark, Cara P. Temmel. Adult Sedentary Behavior：A Systematic Review. Am J Prev Med 2012；42(3)；e3 - e28

评审意见♯2：需要对电视观看时间与其他潜在危险因素的交互作用进行考察。

Response from authors：*To assess the interactions between TV duration and other potential risk factors are important. After analyzed the interactions between TV duration and other potential risk factors, we found that only age (<45 y or ≥45 y) was interacted with TV duration. Thus, we divided the subjects into young - or middle/old - aged women groups. No significant interactions between smoking and alcohol consumption and between education and income were observed.*

评审意见♯3：按照 WHO 把分为青年组和中老年组的原因并不清楚，似乎存在过度调整了年龄因素。

Response from authors：*The interaction was observed between age and the duration of TV viewing. Although the subjects were divided by 45 y, a wide range of age distribution was observed in the subgroups of <45 y (age range 18 - 44 y) and ≥45 y (age range 45 -79 y).*

评审意见♯4：请解释为什么没有按照绝经水平(绝经前、绝经期和绝经后)来分组进行分析。

Response from authors：*Thank you for your comments. We totally agree that the menopausal status was a very important factor in the present study. All subjects in the <45 y group were pre - menopause women. We have re - run the regression models based on menopausal status, i.e., premenopausal and post menopausal groups. The results remains consistent (please see the Table s5).*

Table s5. Associations of TV viewing duration with total and body regional BMD

BMD	TV<1h Reference	1h≤TV<2h COEF (95% CI)	2h≤TV<3h COEF (95% CI)	3h≤TV COEF (95% CI)	p value for trend[b]
Total					
Head	Reference	−0.018(−0.091,0.055)	−0.012(−0.089,0.065)	−0.020(−0.099,0.060)	NS
Arms	Reference	−0.008(−0.024,0.008)	−0.012(−0.028,0.005)	−0.005(−0.022,0.012)	NS
Trunk	Reference	−0.013(−0.030,0.003)	−0.016(−0.033,0.002)	−0.014(−0.032,0.004)	NS
Ribs	Reference	−0.005(−0.016,0.005)	−0.008(−0.020,0.003)	−0.005(−0.017,0.007)	NS
Spine	Reference	−0.019(−0.046,0.008)	−0.021(−0.049,0.007)	−0.019(−0.047,0.010)	NS
Pelvis	Reference	−0.013(−0.035,0.010)	−0.023(−0.047,0.000)	−0.024(−0.049,0.000)	<0.05
Legs	Reference	−0.016(−0.040,0.008)	−0.018(0.043−,0.008)	−0.028*(−0.054,−0.002)	NS
Total	Reference	−0.012(−0.032,0.008)	−0.013(−0.034,0.009)	−0.015(−0.037,0.007)	NS
Pre-menopause					
Head	Reference	−0.080(−0.179,0.019)	−0.059(−0.166,0.049)	−0.060(−0.167,0.046)	NS
Arms	Reference	−0.013(−0.033,0.008)	−0.014(−0.036,0.008)	−0.017(−0.039,0.005)	NS
Trunk	Reference	−0.027*(−0.051,−0.004)	−0.023(−0.048,0.002)	−0.031*(−0.056,−0.006)	<0.05
Ribs	Reference	−0.012(−0.028,0.004)	−0.011(−0.028,0.007)	−0.014(−0.031,0.003)	NS
Spine	Reference	−0.047*(−0.085,−0.010)	−0.038(−0.079,0.003)	−0.047*(−0.088,−0.007)	NS
Pelvis	Reference	−0.034*(−0.065,−0.002)	−0.035*(−0.069,0.000)	−0.049*(−0.082,−0.015)	<0.05
Legs	Reference	−0.021(−0.053,0.010)	−0.022(−0.056,0.012)	−0.036*(−0.070,−0.002)	NS
Total	Reference	−0.023(−0.050,0.005)	−0.020(−0.050,0.009)	−0.027(−0.056,0.003)	NS
Post-menopause					
Head	Reference	0.054(−0.053,0.161)	0.044(−0.006,0.154)	0.020(−0.097,0.137)	NS
Arms	Reference	−0.004(−0.027,0.0)	−0.003(−0.027,0.021)	0.009(−0.016,0.035)	NS
Trunk	Reference	0.004(−0.019,0.028)	0.000(−0.024,0.025)	0.006(−0.020,0.032)	NS
Ribs	Reference	0.002(−0.013,0.017)	−0.003(−0.018,0.013)	0.006(−0.011,0.022)	NS
Spine	Reference	0.015(−0.023,0.052)	0.007(−0.031,0.046)	0.016(−0.025,0.057)	NS
Pelvis	Reference	0.013(−0.018,0.045)	0.000(−0.032,0.032)	0.007(−0.028,0.041)	NS
Legs	Reference	−0.012(−0.048,0.024)	−0.005(−0.043,0.032)	−0.014(−0.054,0.025)	NS
Total	Reference	0.001(−0.029,0.031)	0.002(−0.029,0.033)	0.000(−0.033,0.033)	NS

a: All beta values have adjusted for age, BMI, alcohol use, smoking, education, income, urbanicity, leisure time physical activity, occupational physical activity and menopause status; b: Trend analysis of multiple regression model for total and regional BMD across categories of TV viewing; *: $p<0.05$; * *: $p<0.01$.

评审意见♯5：句子"In addition，the duration of TV viewing was positively associated with a higher participation rate of recommended LTPA，which might partially compensate the negative effects from TV viewing in $\geqslant$ 45 y women"难以被理解。

Response from authors：The sentence has been revised as following： "*In addition，the duration of TV viewing was positively associated with LTPA in $\geqslant$ 45 y women group. It is likely that a higher participation rate of the recommended LTPA might partially compensate the negative effects from the longer duration of TV viewing in this group.*"

评审意见♯6：一些重要因素没有被调整，如：(1)营养饮食(钙、维他命D等)；(2)骨质疏松药物(二磷酸盐和雌性激素等)；(3)生活方式相关疾病(糖尿病和慢性肾病等)。

Response from authors：Thank you for your comments.

（1）To our knowledge，the nutritional factors were associated with BMI but no previous studies have shown that they were associated with the duration of TV viewing. In addition，we have excluded subjects who reported to take nutrition supplementation（n＝2）and re－run the regression models，the results remained similar. We have added this as one of the limitations in the revised manuscript.

（2）We had excluded subjects under medication of osteoporosis（n＝9） in the Methods session.

（3）After additionally excluding subjects with medications of diabetes mellitus，hypertension，dyslipidemia，and cardiovascular disease（n＝ 138），the results remained consistent（please see the Table s6）.

Table s6. Associations of TV viewing duration with total and body regional BMD

BMD	TV<1h	1h≤TV<2h	2h≤TV<3h	3h≤TV	p value for trend[b]
	Reference	COEF (95% CI)	COEF (95% CI)	COEF (95% CI)	
Total					
Head	Reference	−0.017(−0.101,0.066)	−0.006(−0.097,0.084)	−0.047(−0.137,0.043)	NS
Arms	Reference	−0.007(−0.025,0.012)	−0.006(−0.026,0.014)	−0.007(−0.028,0.013)	NS
Trunk	Reference	−0.007(−0.027,0.013)	−0.007(−0.028,0.014)	−0.014(−0.035,0.007)	NS
Ribs	Reference	0.000(−0.013,0.013)	−0.002(−0.016,0.012)	−0.003(−0.017,0.012)	NS
Spine	Reference	−0.010(−0.042,0.021)	−0.008(−0.042,0.026)	−0.020(−0.053,0.014)	NS
Pelvis	Reference	−0.009(−0.035,0.018)	−0.015(−0.044,0.014)	−0.030*(−0.059,−0.001)	<0.05
Legs	Reference	−0.008(−0.036,0.021)	−0.009(−0.039,0.021)	−0.031*(−0.061,0.000)	<0.05
Total	Reference	−0.007(−0.031,0.017)	−0.007(−0.032,0.019)	−0.019(−0.045,0.007)	NS
<45 y					
Head	Reference	−0.108(−0.225,0.009)	−0.124(−0.248,0.001)	−0.099(−0.222,0.024)	NS
Arms	Reference	−0.018(−0.043,0.007)	−0.029*(−0.055,−0.002)	−0.023(−0.049,0.003)	NS
Trunk	Reference	−0.031*(−0.060,−0.003)	−0.033*(−0.063,−0.002)	−0.039**(−0.069,−0.010)	<0.05
Ribs	Reference	−0.018(−0.038,0.003)	−0.019(−0.040,0.003)	−0.021(−0.042,0.001)	NS
Spine	Reference	−0.049*(−0.093,−0.004)	−0.048*(−0.095,0.000)	−0.057*(−0.103,−0.010)	<0.05
Pelvis	Reference	−0.043*(−0.083,−0.002)	−0.047*(−0.090,−0.004)	−0.063**(−0.105,−0.021)	<0.01
Legs	Reference	−0.022(−0.062,0.019)	−0.029(−0.072,0.014)	−0.040(−0.083,0.002)	NS
Total	Reference	−0.029(−0.062,0.005)	−0.037*(−0.072,−0.001)	−0.037*(−0.072,−0.002)	<0.05
≥45 y					
Head	Reference	0.079(−0.034,0.191)	0.085(−0.039,0.208)	0.020(−0.105,0.146)	NS
Arms	Reference	0.006(−0.019,0.031)	0.010(−0.017,0.037)	0.009(−0.019,0.037)	NS
Trunk	Reference	0.017(−0.010,0.043)	0.012(−0.016,0.041)	0.011(−0.018,0.040)	NS
Ribs	Reference	0.016(−0.001,0.033)	0.011(−0.008,0.030)	0.013(−0.006,0.032)	NS
Spine	Reference	0.028(−0.015,0.070)	0.020(−0.027,0.066)	0.015(−0.032,0.062)	NS
Pelvis	Reference	0.024(−0.011,0.058)	0.010(−0.029,0.048)	0.006(−0.032,0.045)	NS
Legs	Reference	0.008(−0.030,0.047)	0.008(−0.034,0.050)	−0.014(−0.057,0.028)	NS
Total	Reference	0.018(−0.015,0.050)	0.018(−0.017,0.053)	0.004(−0.032,0.040)	NS

a: All beta (β) values have adjusted for age, BMI, alcohol use, smoking, education, income, urbanicity, leisure time physical activity, occupational physical activity and menopause status; **b:** Trend analysis of multiple regression model for total and regional BMD across categories of TV viewing; *: $p<0.05$; **: $p<0.01$.

附录 7 Stata 或 SPSS 统计软件数据分析步骤与语法节选

一、数据处理和分析步骤（例：第二章部分和第六章第一节）

1. 数据清洗：

（1）合并数据库（略），计算体育锻炼参与时间和静态行为时间。

（2）问卷表 7"7 是否参加这些活动"和表 8"11 是否参加"15 个选项中，至少有一个为 0/1 即保留。

（3）保留 2004 年及以后的数据；保留 >= 18 岁；删除肿瘤患者；删除孕妇。

（4）删除超过总体体育锻炼参与时间或者总体静态行为时间均数 + 3sd 的个案。

（5）生成是否锻炼 ≥90 分钟/周（文章表 1）等变量。

（6）数据清洗流程图：

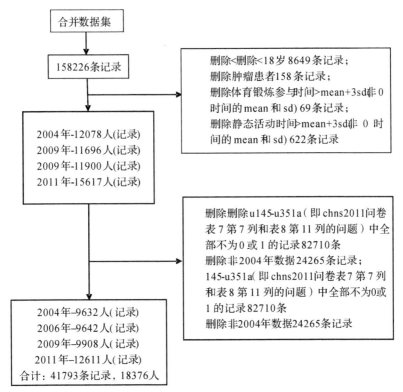

2.数据处理流程：

各子数据集合并后数据集名"yedata1.dta"——新生成变量后为"yedata2.dta"——删除空缺数据和＞3sd等数据（见数据清洗）为"yedata3.dta"，yedata3.dta作为最终分析数据集,其中主要的新生变量编码表如下（数据集中变量名均为小写字母）：

新生变量名	标签	原变量名或计算公式
cancer		u24w(CHNS 数据集变量)
edu		a12(CHNS 数据集变量)
marri		a8(CHNS 数据集变量)
preg		a10(CHNS 数据集变量)
race	民族	Nationality,1 汉 2 其他
Hhincgrosscat	家庭毛收入	1 低收入 2 中等收入 3 高收入,以三分位数间距划分

续　表

新生变量名	标签	原变量名或计算公式
educat	教育水平	1 文盲、2 小学/初中、3 高中/职业技术学校、4 大专及以上
marricat	婚姻状态	1 未婚、2 在婚、3 离婚/丧偶/分居
Agecat	年龄分组	0 ～45、1 45～65、2 65～
wushu	武术时间（分钟/天）	gen wushu＝0 if u145＝＝0 replace wushu＝(u327_mn * 5 + u328_mn * 2)/7 if u145＝＝1
ticao	体操时间（分钟/天）	略
tianjing	田径时间（分钟/天）	略
zuqiu	足球时间（分钟/天）	略
yumaoqiu	羽毛球时间（分钟/天）	略
yundongqita0	其他活动（如乒乓球，太极）时间（分钟/天）	略
Dianshi	看电视时间（分钟/天）	略
Luxiang	看录像时间（分钟/天）	略
Zaixian	在线看电影时间（分钟/天）	略
Youxiji	玩游戏机时间（分钟/天）	略
Wangye	网上浏览时间（分钟/天）	略
Wangliao	网上聊天时间（分钟/天）	略
Wangyou	电脑游戏时间（分钟/天）	略
Yuedu	读书时间（分钟/天）	略
Jingzuoqita0	问卷表格 7 中其他静坐活动时间（分钟/天）	略
Diannao	电脑使用时间（分钟/天）	diannao ＝ wangye ＋ wangliao ＋ wangyou（wangye、wangliao、wangyou 中缺失值视为 0）

续　表

新生变量名	标签	原变量名或计算公式
Jingzuoqita	文章表格 1 中其他静坐活动时间(分钟/天)	jingzuoqita＝luxiang＋zaixian youxiji＋jingzuoqita0(缺失值处理同上)
Jingzuo	静态行为时间合计	jingzuo＝dianshi＋diannao＋yuedu＋jingzuoqita(缺失值处理同上)
Yundong	体育锻炼时间(分钟/天)	wushu ticao tianjing zuqiu yumaoqiu yundongqita0 之和,(缺失值处理同上)
Yundng_yn	体育锻炼百分比(%)参与锻炼率	yundong＝0 则 yundong_yn＝0 yundong＞0 ＆yundong＜. 则 yundong_yn＝1
Yundong_week90	体育锻炼百分比(%)锻炼≥90 分钟/周	yundong_week＜90 则 yundong_week90＝0 yundong_week＞＝90＆.yundong_week＜. 则 yundong_week90＝1
Yundong_week150	体育锻炼百分比(%)锻炼≥150 分钟/周	yundong_week＜150 则 yundong_week150＝0 yundong_week＞＝150＆.yundong_week＜. 则 yundong_week150＝1
Jingzuo_day180	静态行为百分比(%)静态行为 ≥ 180 分钟/天	jingzuo＜180 则 jingzuo_day180＝0 jingzuo＞＝180＆jingzuo＜. 则 jingzuo_day180＝1

3.分析方法

(1)指标计算:

a. 表 1、图 1-4 指标均用第六次全国人口普查数据的年龄、性别分布进行标准化计算。人口普查数据来自于国家统计局官网(查询时间 2015 年 6 月 22 日)。表 1 中年龄均数仅进行性别分布标准化,性别构成比进行年龄标准化。

b. 表 1 分析数据仅来自 CHNS 2011,组别间指标比较使用 t 检验或者卡方检验。

c. 图 1—5 内容

图 1	不同年份、性别、居住地的体育锻炼参与率
图 2	不同年份、性别、居住地的锻炼≥90 分钟/周比例

续 表

图 3	不同年份、性别、居住地的锻炼≥150 分钟/周比例
图 4	不同年份的静坐时间（合计、电视、电脑、阅读、其他静坐）
图 5	不同年份、年龄段的阅读时间

（2）影响因素分析：使用 GEE 模型，因变量分别为"锻炼≥90 分钟/周""锻炼≥150 分钟/周""静坐≥360 分钟/天"，多因素分析型：

| 模型 | 协变量 |
| GEE 模型 | 年龄、性别、家庭毛收入、居住地、婚姻状态、民族、教育水平 |

年龄：～45、45～65、65～；

性别：男、女；

家庭毛收入：按照家庭毛收入三分位数间距分为低、中、高水平；

居住地：城市、农村；

婚姻状态：未婚、在婚、离婚/丧偶/分居；

民族：汉、其他；

教育水平：文盲、小学/初中、高中/职业技术学校、大专及以上；

二、SPSS 语法（第五章第二、三节）

1.计算各条目时间：

COMPUTE mf01＝0.（条目 1 周一至周五）

if（s01＝1）mf01＝(sedmh01 ＊ 60＋sedmm01)/60.（"参加"者所花时间，单位为分钟）

COMPUTE ss01＝0.（条目 1 周六、周日）

if（s01＝1）ss01＝(sedsh01 ＊ 60＋sedsm01)/60.

COMPUTE ms01＝mf01＋ss01.（条目 1 周一至周日）

EXECUTE.

COMPUTE mf02＝0.

if（s02＝1）mf02＝(sedmh02 ＊ 60＋sedmm02)/60.

COMPUTE ss02＝0.

if（s02＝1）ss02＝(sedsh02 * 60＋sedsm02)/60.

COMPUTE ms02＝mf02＋ss02.

EXECUTE.

COMPUTE mf03＝0.

if（s03＝1）mf03＝(sedmh03 * 60＋sedmm03)/60.

COMPUTE ss03＝0.

if（s03＝1）ss03＝(sedsh03 * 60＋sedsm03)/60.

COMPUTE ms03＝mf03＋ss03.

EXECUTE.

······条目 4 至条目 10 指标计算同前······

2.计算派生变量：

COMPUTE screen1＝ms01＋ms02＋ms03＋ms04.（合并，变量"屏前静态行为"）

COMPUTE screen2＝ms01＋ms02＋ms03.（变量"非学习型屏前静态行为"）

COMPUTE learn＝ms04＋ms05＋ms09.（该变量为"学习型静态行为"）

COMPUTE others＝ms06＋ms07＋ms08＋ms10.（该变量为"其他类静态行为"）

COMPUTE totalSB＝screen2＋learn＋others.（该变量为"总静态行为时间"）

EXECUTE.

COMPUTE screenmf1＝mf01＋mf02＋mf03＋mf04.

COMPUTE screenss1＝ss01＋ss02＋ss03＋ss04.

COMPUTE screenmf2＝mf01＋mf02＋mf03.

COMPUTE screenss2＝ss01＋ss02＋ss03.

COMPUTE learnmf＝mf04＋mf05＋mf09.

COMPUTE learnss＝ss04＋ss05＋ss09.

COMPUTE othersmf＝mf06＋mf07＋mf08＋mf10.

COMPUTE othersss＝ss06＋ss07＋ss08＋ss10.

COMPUTE totalSBmf＝screenmf2＋learnmf＋othersmf.

COMPUTE totalSBss＝screenss2＋learnss＋othersss.

EXECUTE.

3. ICC 信度分析程序

```
RELIABILITY
    /VARIABLES=mf01.1 mf01.2
    /SCALE(' ALL VARIABLES ') ALL
    /MODEL=ALPHA
    /STATISTICS=ANOVA
    /ICC=MODEL(RANDOM) TYPE(ABSOLUTE) CIN=95 TESTVAL=0.

RELIABILITY
    /VARIABLES=mf02.1 mf02.2
    /SCALE(' ALL VARIABLES ') ALL
    /MODEL=ALPHA
    /STATISTICS=ANOVA
    /ICC=MODEL(RANDOM) TYPE(ABSOLUTE) CIN=95 TESTVAL=0.

......

RELIABILITY
    /VARIABLES=mf10.1 mf10.2
    /SCALE(' ALL VARIABLES ') ALL
    /MODEL=ALPHA
    /STATISTICS=ANOVA
    /ICC=MODEL(RANDOM) TYPE(ABSOLUTE) CIN=95 TESTVAL=0.

......

RELIABILITY
    /VARIABLES=ss10.1 ss10.2
    /SCALE(' ALL VARIABLES ') ALL
    /MODEL=ALPHA
```

/STATISTICS＝ANOVA

/ICC＝MODEL(RANDOM) TYPE(ABSOLUTE) CIN＝95 TESTVAL＝0.

……

RELIABILITY

/VARIABLES＝othersss.1 othersss.2

/SCALE(' ALL VARIABLES ') ALL

/MODEL＝ALPHA

/STATISTICS＝ANOVA

/ICC＝MODEL(RANDOM) TYPE(ABSOLUTE) CIN＝95 TESTVAL＝0.

4. Bland Altman 散点图

compute mtotalsb＝totalsb.2－totalsb.1.

compute etotalsb＝(totalsb.2＋totalsb.1)/2.

DESCRIPTIVES

variables＝ mtotalsb.

compute xsb1＝0.926＋1.96 * 10.08508.

compute xsb2＝0.926－1.96 * 10.08508.

EXECUTE.

……

compute mscreen＝screen2.2－screen2.1.

compute escreen＝(screen2.2＋screen2.1)/2.

DESCRIPTIVES

variables＝ mscreen.

compute xscreen1＝－0.1259＋1.96 * 3.75983.

compute xscreen2＝0.1259－1.96 * 3.75983.

EXECUTE.

GRAPH(画散点图)

```
/SCATTERPLOT(BIVAR)=etotalsb WITH mtotalsb
/MISSING=LISTWISE.
```

5. 静态行为与青少年体质水平、学业水平的关系

(1)计算学业水平成绩、等级和体质水平等级

```
compute TScore=sscore+escore+lscore+mscore.
EXECUTE.
compute TScoreg=TScore.
if (TScore<=335.0) TScoreg=1.
if (TScore>335.0) TScoreg=2.
if (TScore>402.0) TScoreg=3.
compute TFitg=标准分.
if (标准分<=80.1) TFitg=1.
if (标准分>80.1) TFitg=2.
if (标准分>89.0) TFitg=3.
EXECUTE.
```

(2)计算各科目成绩等级

```
compute sgrades=0.
if (Sscore > 121) sgrades=1.
compute egrades=0.
if (escore > 96) egrades=1.
compute lgrades=0.
if (lscore > 89) lgrades=1.
compute mgrades=0.
if (mscore > 95) mgrades=1.
EXECUTE.
```

(3)选取学业水平"高"和"低"人群，进行回归分析

```
GET   FILE='D:\04 Sedentary Behavior\Screen   SB in adolescent\数据分析\
SB&Study&Fitness.sav '.
```

DATASET NAME 数据集 1 WINDOW＝FRONT.

USE ALL.

COMPUTE filter_ $ ＝(TScoreg ＝ 1 ｜ TScoreg ＝ 3).

VARIABLE LABELS filter_ $ ' TScoreg ＝ 1 ｜ TScoreg ＝ 3 (FILTER)'.

VALUE LABELS filter_ $ 0 ' Not Selected' 1 ' Selected '.

FORMATS filter_ $ (f1. 0).

FILTER BY filter_ $.

EXECUTE.

LOGISTIC REGRESSION VARIABLES TScoreg

　　/METHOD＝ENTER screen2d

　　/METHOD＝ENTER SEX screen2d

　　/METHOD＝ENTER SEX screen2d SEX ＊ screen2d

　　/CONTRAST (screen2d)＝Indicator

　　/CONTRAST (SEX)＝Indicator

　　/PRINT＝CI(95)

　　/CRITERIA＝PIN(0. 05) POUT(0. 10) ITERATE(20) CUT(0. 5).

6. 非学习型屏前静态行为影响因素分析

compute screen2a＝0.

if (screen2. 1＞＝7) screen2a＝1. （按每周是否≥7 小时把屏前静态行为分为两类）

EXECUTE.

⋯⋯Logistic 回归分析，自变量有性别、是否有电脑、手机、电脑与手机交互项⋯⋯

LOGISTIC REGRESSION VARIABLES screen2a

　　/METHOD＝ENTER SEX

　　/METHOD＝ENTER SEX COMPU

　　/METHOD＝ENTER SEX COMPU PHONE

　　/METHOD＝ENTER SEX COMPU PHONE COMPU ＊ PHONE

　　/PRINT＝CI(95)

　　/CRITERIA＝PIN(0. 05) POUT(0. 10) ITERATE(20) CUT(0. 5).

⋯⋯采用 Logistic 回归分析，因变量为周六、周日屏前静态行为是否≥5 小时⋯⋯

```
compute screen2b=0.

if (screenss2.1>=5) screen2b=1.

EXECUTE.

LOGISTIC REGRESSION VARIABLES screen2b
    /METHOD=ENTER SEX
    /METHOD=ENTER SEX COMPU
    /METHOD=ENTER SEX COMPU PHONE
    /METHOD=ENTER SEX COMPU PHONE COMPU * PHONE
    /PRINT=CI(95)
    /CRITERIA=PIN(0.05) POUT(0.10) ITERATE(20) CUT(0.5).
```

参考文献

[1] Adrianne E. Hardman, David J. Stensel. Physical Activity and Health: The evidence explained (Second edition). New York: Taylor & Francis e-Library, 2009: 9-10.

[2] Atkin AJ, Gorely T, Clemes SA, et al. Methods of Measurement in epidemiology: Sedentary Behaviour. International Journal of Epidemiology 2012; 41:1460-1471.

[3] Babey SH, et al. Adolescent Sedentary Behaviors: Correlates Differ for Television Viewing and Computer Use. Journal of Adolescent Health 2013; 52: 70-76.

[4] Bauman A, Ainsworth BE, Sallis JF, Hagstromer M, Craig CL, Bull FC, et al. The descriptive epidemiology of sitting. A 20-country comparison using the International Physical Activity Questionnaire (IPAQ). American journal of preventive medicine. 2011 Aug; 41 (2): 228-35. PubMed PMID: 21767731.

[5] Biddle SJH, Gorely T, Marshall SJ, et al.. Physicalactivity and sedentary behaviours in youth: Issues and controversies. Journal of theRoyal Society for the Promotion of Health 2004; 124: 29-33.

［6］ Biddle SJ，et al. Tracking of sedentary behaviors of young people：a systematic review. Preventive Medicine 2010，51：345-351.

［7］ Biswas A，Oh PI，Faulkner GE，Bajaj RR，Silver MA，Mitchell MS，et al. Sedentary time and its association with risk for disease incidence，mortality，and hospitalization in adults：a systematic review and meta-analysis. Annals of internal medicine. 2015 Jan 20；162（2）：123-32. PubMed PMID：25599350.

［8］ Bleicher K，Cumming R G，Naganathan V，et al.（2011）Lifestyle factors，medications，and disease influence bone mineral density in older men：findings from the CHAMP study. Osteoporosis International 22：2421-2437.

［9］ Campbell PT，Patel AV，Newton CC，Jacobs EJ，Gapstur SM. Associations of recreational physical activity and leisure time spent sitting with colorectal cancer survival. Journal of clinical oncology ：official journal of the American Society of Clinical Oncology. 2013 Mar 1；31（7）：876-85. PubMed PMID：23341510.

［10］ Cawley J，Meyerhoefer C. The medical care costs of obesity：an instrumental variables approach. Journal of Health Economics 2012；31：219-230.

［11］ Chau JY，der Ploeg HP，van Uffelen JG，Wong J，Riphagen I，Healy GN，et al. Are workplace interventions to reduce sitting effective? A systematic review. Preventive medicine. 2010 Nov；51（5）：352-6. PubMed PMID：20801153.

［12］ Chau JY，Grunseit AC，Chey T，Stamatakis E，Brown WJ，Matthews CE，et al. Daily sitting time and all-cause mortality：a meta-analysis. PloS one. 2013；8（11）：e80000. PubMed PMID：24236168. Pubmed Central PMCID：3827429.

［13］ Chomistek AK，Manson JE，Stefanick ML，Lu B，Sands-Lincoln M，

150

Going SB, et al. Relationship of sedentary behavior and physical activity to incident cardiovascular disease: results from the Women's Health Initiative. Journal of the American College of Cardiology. 2013 Jun 11; 61(23):2346-54. PubMed PMID: 23583242. Pubmed Central PMCID: 3676694.

[14] Clark BK, Healy GN, Winkler EA, et al. Relationship of television time with accelerometer-derived sedentary time: NHANES. Med. Sci. Sports Exerc. 2011; 43: 822-828.

[15] Clark BK, Takemi Sugiyama, Genevieve N. Healy, et al. Validity and Reliability of Measures of Television Viewing Time and other Non-occupational Sedentary Behavior of Adults: a Review. Obesity Reviews 2009; 10:7-16.

[16] Cleland VJ, Schmidt MD, Dwyer T, et al. Television viewing and abdominal obesity in young adults: is the association mediated by food and beverage consumption during viewing time or reduced leisure-time physical activity? Am J Clin Nutr 2008; 87: 1148-1155.

[17] Cortes TR, Schlussel MM, Franco-Sena AB. Television viewing and abdominal obesity in women according to smoking status: results from a large cross-sectional population-based study in Brazil. Rev Bras Epidemiol 2013; 16: 137-145.

[18] Crawford DA, Jeffery RW, French SA. Television viewing, physical inactivity and obesity. International Journal of Obesity 1999; 23: 437-440.

[19] Cummings SR, Nevitt MC, Browner WS, et al. Risk Factors for Hip Fracture in White Women. N Engl J Med 1995; 332:767-773.

[20] De Cocker K, Veldeman C, De Bacquer D, Braeckman L, Owen N, Cardon G, et al. Acceptability and feasibility of potential intervention strategies for influencing sedentary time at work: focus group inter-

views in executives and employees. The international journal of behavioral nutrition and physical activity. 2015; 12: 22. PubMed PMID: 25881297. Pubmed Central PMCID: 4344783.

[21] de Wit L, van Straten A, Lamers F, Cuijpers P, Penninx B. Are sedentary television watching and computer use behaviors associated with anxiety and depressive disorders? Psychiatry research. 2011 Apr 30; 186(2-3):239-43. PubMed PMID: 20692047.

[22] Dunstan DW, Barr EL, Healy GN, Salmon J, Shaw JE, Balkau B, et al. Television Viewing Time and Mortality: the Australian Diabetes, Obesity and Lifestyle Study (AusDiab). Circulation 2010; 26:384-391.

[23] Ekelund U, Brage S, Besson H, et al. Time spent being sedentary and weight gain in healthy adults: reverse or bidirectional causality? Am J Clin Nutr 2008; 88: 612-617.

[24] Epstein, Dearing, Paluch, Roemmich, Cho. Price and maternal obesity influence purchasing of low- and high-energy-dense foods. Am J Clin Nutr 2007; 86: 914-922.

[25] Fatima Guimaraes R, Silva MP, Legnani E, et al. Reproducibility of adolescent sedentary activity questionnaire (ASAQ) in Brazilian adolescents. Rev Bras Cineantropom Desempenho Hum 2013, 15(3):276-285.

[26] Fitzgerald SJ, Kriska AM, Pereira MA, de Courten MP. Associations among physical activity, television watching, and obesity in adult Pima Indians. Medicine and science in sports and exercise. 1997 Jul;29(7): 910-5. PubMed PMID: 9243490.

[27] Ford ES, Matthias B. SCHULZE, Janine KRÖGER, et al. Television Watching and Incident Diabetes: Findings from the European Prospective Investigation into Cancer and Nutrition-Potsdam Study. Journal of Diabetes 2010; 2:23-27.

[28] Fu X, Zhao X, Lu H, et al. Association between sleep duration and bone mineral density in Chinese women. Bone 2011; 49: 1062-1066.

[29] Garber CE, Blissmer B, Deschenes MR, et al. Quantity and quality of exercise for developing and maintaining cardiorespiratory, musculo-skeletal, and neuromotor fitness in apparently healthy adults: guidance for prescribing exercise. Med. Sci. Sports Exerc. 2011; 43: 1334-1359.

[30] Gardiner PA, Eakin EG, Healy GN, Owen N. Feasibility of reducing older adults' sedentary time. American journal of preventive medicine. 2011 Aug;41(2):174-7. PubMed PMID: 21767725.

[31] Grøntved A, Hu FB. Television viewing and risk of type 2 diabetes, cardiovascular disease, and all-cause mortality: a meta-analysis. JAMA 2011; 305: 2448-2455.

[32] Hamilton MT, Deborah G. Hamilton, Theodore W. Zderic. Exercise Physiology versus Inactivity Physiology: An Essential Concept for Understanding Lipoprotein Lipase Regulation. Exerc. Sport Sci. Rev. 2004; 32:161-166.

[33] Hamilton MT, Genevieve N. Healy, David W. Dunstan, Theodore W. Zderic, and Neville Owen (2008) Too Little Exercise and Too Much Sitting: Inactivity Physiology and the Need for New Recommendations on Sedentary Behavior. Current Cardiovascular Risk Reports 2:292-298.

[34] Hammond KM, Wyllie A, Casswell S. The extent and nature of televised food advertising to New Zealand children and adolescents. Australian and New Zealand journal of public health. 1999 Feb;23(1):49-55. PubMed PMID: 10083689.

[35] Hardy, L. L., Booth, M. L., Okely, A. D. The reliability of the Adolescent Sedentary Activity Questionnaire (ASAQ). Preventive medicine 2007; 45(1): 71-74.

[36] Harding SK, Page AS, Falconer C, Cooper AR. Longitudinal changes in sedentary time and physical activity during adolescence. The international journal of behavioral nutrition and physical activity. 2015;12: 44. PubMed PMID: 25888805. Pubmed Central PMCID: 4391111.

[37] Harvey JA, Chastin SF, Skelton DA. Prevalence of sedentary behavior in older adults: a systematic review. International journal of environmental research and public health. 2013 Dec;10(12):6645-61. PubMed PMID: 24317382. Pubmed Central PMCID: 3881132.

[38] Hawker GA, S. A. Jamal, R. Ridout, et al. A Clinical Prediction Rule to Identify Premenopausal Women with Low Bone Mass. Osteoporos Int 2002; 13:400-406.

[39] He W, Zhang S, Song AH, et al. Greater abdominal fat accumulation is associated with higher metabolic risk in Chinese than in white people: an ethnicity study. PLoS ONE 2013; 8: e58688.

[40] Heaney RP, S. Abrams, B. Dawson-Hughes, et al. Peak Bone Mass. Osteoporos Int2000; 11:985-1009.

[41] Henson J, Yates T, Biddle SJ, Edwardson CL, Khunti K, Wilmot EG, et al. Associations of objectively measured sedentary behaviour and physical activity with markers of cardiometabolic health. Diabetologia. 2013 May;56(5):1012-20. PubMed PMID: 23456209.

[42] Ho AY, Annie W. C. Kung. Determinants of Peak Bone Mineral Density and Bone Area in Young Women. J Bone Miner Metab2005; 23: 470-475.

[43] Hu FB, Leitzmann MF, Stampfer MJ, Colditz GA, Willett WC, Rimm EB. Physical activity and television watching in relation to risk for type 2 diabetes mellitus in men. Archives of internal medicine. 2001 Jun 25; 161(12):1542-8. PubMed PMID: 11427103.

[44] Hu FB, Li TY, Colditz GA, et al. Television watching and other sed-

entary behaviors in relation to risk of obesity and type 2 diabetes mellitus in women. JAMA 2003; 289; 1785-1791.

[45] Inoue S, Sugiyama T, Takamiya T, et al. Television viewing time is associated with overweight-obesity among older adults, independent of meeting physical activity and health guidelines. J Epidemiol 2012; 22; 50-56.

[46] International Osteoporosis Foundation. Three Steps to Unbreakable Bones; Vitamin D, Calcium and Exercise. World Osteoporosis Day Report 2011.

[47] Jakes RW, Day NE, Khaw K-T, et al. Television viewing and low participation in vigorous recreation are independently associated with obesity and markers of cardiovascular disease risk; EPIC-Norfolk population-based study. Eur J Clin Nutr 2003; 57; 1089-1096.

[48] Janz KF, Levy SM, Burns TL, et al. Fatness, physical activity, and television viewing in children during the adiposity rebound period; the Iowa Bone Development Study. Preventive Medicine 2002; 35; 563-571.

[49] Jeffery RW, French SA. Epidemic obesity in the United States; are fast foods and television viewing contributing? Am J Public Health 1998; 88; 277-280.

[50] Johnson JG, Cohen P, Kasen S, Brook JS; Extensive television viewing and the development of attention and learning difficulties during adolescence. Arch Pediatr Adolesc Med 2007, 161(5);480-6.

[51] Kaleta D, Jegier A. Predictors of inactivity in the working-age population. Intern J Occup Med Environ Health 2007; 20; 175-182.

[52] Karen Glanz, et al. Health behavior and health education; theory, research, and practice. Jossey-Bass press, 2002.

[53] Kazuyuki Kanosue, et al. Physical Activity, Exercise, Sedentary Behavior and Health. Springer Japan 2015. DOI 10. 1007/978-4-431-55333-5.

[54] Khoo S, Morris T. Physical activity and obesity research in the asia-pacific: a review. Asia Pac J Public Health 2012; 24: 435-449.

[55] Koh-Banerjee P, Chu N-F, Spiegelman D, et al. Prospective study of the association of changes in dietary intake, physical activity, alcohol consumption, and smoking with 9-y gain in waist circumference among 16 587 US men. Am J Clin Nutr 2003; 78: 719-727.

[56] Lakerveld J, Dunstan D, Bot S, et al. Abdominal obesity, TV-viewing time and prospective declines in physical activity. Preventive Medicine 2011; 53: 299-302.

[57] Landis JR, Koch GG: The measurement of observer agreement for categorical data. Biometrics 1977, 33:159-74.

[58] LeBlanc AG, Broyles ST, Chaput JP, Leduc G, Boyer C, Borghese MM, et al. Correlates of objectively measured sedentary time and self-reported screen time in Canadian children. The international journal of behavioral nutrition and physical activity. 2015; 12: 38. PubMed PMID: 25889903. Pubmed Central PMCID: 4381481.

[59] Lewiecki EM. (2004) Low Bone Mineral Density in Premenopausal Women. Southern Medical Journal 6:544-550.

[60] Lin J, Zhang MX, Song FF, Qin J, Wang R, Yao P, et al. Association Between C-reactive Protein and Pre-diabetic Status in a Chinese Han Clinical Population. Diabetes Metab Res Rev 2009; 25:219-223.

[61] Lubans DR, Hesketh K, Cliff DP, et al. A systematic review of the validity and reliability of sedentary behaviour measures used with children and adolescents. Obesity reviews 2011.

[62] Lucas M, Mekary R, Pan A, et al. Relation Between Clinical Depression Risk and Physical Activity and Time Spent Watching Television in Older Women: A 10-Year Prospective Follow-up Study. Am J Epidemiol. 2011; 174:1017-1027.

[63] Ma D, Jones G. Television, computer, and video viewing; physical activity; and upper limb fracture risk in children: a population-based case control study. Journal of bone and mineral research: the official journal of the American Society for Bone and Mineral Research. 2003 Nov; 18(11): 1970-7. PubMed PMID: 14606509.

[64] Mamun AA, O'Callaghan MJ, Williams G, et al. Television watching from adolescence to adulthood and its association with BMI, waist circumference, waist-to-hip ratio and obesity: a longitudinal study. Public Health Nutrition 2012; 16: 54-64.

[65] Marshall AL, Miller YD, Burton NW, Brown WJ. Measuring Total and Domain-Specific Sitting: A Study ofReliability and Validity. Med. Sci. Sports Exerc. 2010; 42(6): 1094-1102.

[66] Marshall SJ, Biddle SJH, Gorely T, et al. Relationshipsbetween media use, body fatness and physical activity in children and youth: Ameta-analysis. International Journal of Obesity, 2004; 28, 1238-1246.

[67] Matthews CE, Chen KY, Freedson PS, Buchowski MS, Beech BM, Pate RR, et al. Amount of time spent in sedentary behaviors in the United States, 2003-2004. American journal of epidemiology. 2008 Apr 1;167(7):875-81. PubMed PMID: 18303006. Pubmed Central PMCID: 3527832.

[68] Matthews CE, George SM, Moore SC, et al. Amount of Time Spent in Sedentary Behaviors and Cause-specific Mortality in US adults. Am J Clin Nutr 2012; 95;437-445.

[69] McGuire KA, Ross R. Incidental physical activity and sedentary behavior are not associated with abdominal adipose tissue in inactive adults. Obesity 2012; 20: 576-582.

[70] McTiernan A, Wu L, Chen C, et al. Relation of BMI and Physical Activity to Sex Hormones in Postmenopausal Women. Obesity 2006; 14:

157

1662-1677.

[71] Mitchell JA, Pate RR, Beets MW, Nader PR. Time spent in sedentary behavior and changes in childhood BMI: a longitudinal study from ages 9 to 15 years. International journal of obesity. 2013 Jan;37(1):54-60. PubMed PMID: 22430304.

[72] Mithal A, Dhingra V, Lau E, et al. The Asian Audit: Epidemiology, Costs and Burden of Osteoporosis in Asia. Beijing, China: An International Osteoporosis Foundation (IOF) publication 2009.

[73] Mozaffarian D, Hao T, Rimm EB, Willett WC, Hu FB. Changes in diet and lifestyle and long-term weight gain in women and men. The New England journal of medicine. 2011 Jun 23;364(25):2392-404. PubMed PMID: 21696306. Pubmed Central PMCID: 3151731.

[74] Ni Mhurchu C, Roberts V, Maddison R, Dorey E, Jiang Y, Jull A, et al. Effect of electronic time monitors on children's television watching: pilot trial of a home-based intervention. Preventive medicine. 2009 Nov;49(5):413-7. PubMed PMID: 19744507.

[75] Ohkawara K, Tanaka S, Miyachi M, et al. A dose-response relation between aerobic exercise and visceral fat reduction: systematic review of clinical trials. International Journal of Obesity 2007; 31: 1786-1797.

[76] Otten JJ, Jones KE, Littenberg B, Harvey-Berino J. Effects of television viewing reduction on energy intake and expenditure in overweight and obese adults: a randomized controlled trial. Archives of internal medicine. 2009 Dec 14;169(22):2109-15. PubMed PMID: 20008695.

[77] Owen N, Sugiyama T, Eakin EE, Gardiner PA, Tremblay MS, Sallis JF. Adults' sedentary behavior determinants and interventions. American journal of preventive medicine. 2011 Aug;41(2):189-96. PubMed PMID: 21767727.

[78] Parsons TJ, Power C, Manor O. Physical activity, television viewing

and body mass index: a cross-sectional analysis from childhood to a-dulthood in the 1958 British cohort. International journal of obesity. 2005 Oct;29(10):1212-21. PubMed PMID: 15917865.

[79] Patel AV, Bernstein L, Deka A, Feigelson HS, Campbell PT, Gapstur SM, et al. Leisure time spent sitting in relation to total mortality in a prospective cohort of US adults. American journal of epidemiology. 2010 Aug 15; 172(4): 419-29. PubMed PMID: 20650954. Pubmed Central PMCID: 3590043.

[80] Pearson N, Braithwaite RE, Biddle SJ, van Sluijs EM, Atkin AJ. Associations between sedentary behaviour and physical activity in children and adolescents: a meta-analysis. Obesity reviews : an official journal of the International Association for the Study of Obesity. 2014 Aug;15 (8):666-75. PubMed PMID: 24844784. Pubmed Central PMCID: 4282352.

[81] Prince SA, Saunders TJ, Gresty K, Reid RD. A comparison of the effectiveness of physical activity and sedentary behaviour interventions in reducing sedentary time in adults: a systematic review and meta-analysis of controlled trials. Obesity reviews: an official journal of the International Association for the Study of Obesity. 2014 Nov;15(11):905-19. PubMed PMID: 25112481. Pubmed Central PMCID: 4233995.

[82] Pulsford RM, Stamatakis E, Britton AR, et al. Sitting behavior and obesity: evidence from the Whitehall II Study. Am J Prev Med 2013; 44: 132-138.

[83] Qi Q, Li Y, Chomistek AK, et al. Television watching, leisure time physical activity, and the genetic predisposition in relation to body mass index in women and men. Circulation 2012; 126: 1821-1827.

[84] Rhodes RE, Mark RS, Temmel CP. Adult sedentary behavior: a systematic review. American journal of preventive medicine. 2012 Mar;42 (3):e3-28. PubMed PMID: 22341176.

[85] Richmond TK, Walls CE, Gooding HC, Field AE. Television viewing is not predictive of BMI in Black and Hispanic young adult females. O-besity. 2010 May;18(5):1015-20. PubMed PMID: 19876003. Pubmed Central PMCID: 2861148.

[86] Roemmich JN, Epstein LH, Raja S, Yin L. The neighborhood and home environments: disparate relationships with physical activity and sedentary behaviors in youth. Annals of behavioral medicine : a publi-cation of the Society of Behavioral Medicine. 2007 Feb;33(1):29-38. PubMed PMID: 17291168.

[87] Saag KG, Piet Geusens. Progress in Osteoporosis and Fracture Pre-vention: Focus on Post-menopausal Women. Arthritis Research & Therapy 2009; 11:255.

[88] Salmon J, Timperio A, Telford A, Carver A, Crawford D. Associa-tion of family environment with children's television viewing and with low level of physical activity. Obes Res 2005; 13: 1939-1951.

[89] Salmon J, Tremblay MS, Marshall SJ, Hume C. Health risks, corre-lates, and interventions to reduce sedentary behavior in young people. American journal of preventive medicine. 2011 Aug;41(2):197-206. PubMed PMID: 21767728.

[90] Schmid D, Ricci C, Leitzmann MF. Associations of objectively as-sessed physical activity and sedentary time with all-cause mortality in US adults: the NHANES study. PloS one. 2015;10(3):e0119591. PubMed PMID: 25768112. Pubmed Central PMCID: 4358950.

[91] Sedentary Behaviour Research N. Letter to the editor: standardized use of the terms "sedentary" and "sedentary behaviours". Applied physiology, nutrition, and metabolism = Physiologie appliquee, nutri-tion et metabolisme. 2012 Jun;37(3):540-2. PubMed PMID: 22540258.

[92] Sjöström M, Ainsworth B, Bauman A, et al. http://www. ipaq. ki.

se/ipaq. htm [Online]. 2002.

[93] Smith L, Gardner B, Hamer M. Childhood correlates of adult TV viewing time: a 32-year follow-up of the 1970 British Cohort Study. Journal of epidemiology and community health. 2015 Apr;69(4):309-13. PubMed PMID: 25147213. Pubmed Central PMCID: 4392198.

[94] Spangler M, Beth Bryles Phillips, Mary B. Ross, et al. Calcium Supplementation in Postmenopausal Women to Reduce the Risk of Osteoporotic Fracture. Am J Health Syst Pharm 2011; 68:309-318.

[95] Spittaels H, Van Cauwenberghe E, Verbestel V, et al. Objectively measured sedentary time and physical activity time across the lifespan: a cross-sectional study in four age groups. Int J Behav Nutr Phys Act 2012; 9: 149.

[96] State Planning Organization. The Situation of Elderly People in Turkey and National Plan of Action on Ageing. Istanbul, State of Turkey 2007.

[97] Steeves JA, et al. A review of different behavior modification strategies designed to reduce sedentary screen behaviors in children. Journal of Obesity 2012; doi:10. 1155/2012/379215.

[98] Sugiyama T, Healy GN, Dunstan DW, Salmon J, Owen N. Is television viewing time a marker of a broader pattern of sedentary behavior? Annals of behavioral medicine : a publication of the Society of Behavioral Medicine. 2008 Apr;35(2):245-50. PubMed PMID: 18357498.

[99] Sugiyama T, Salmon J, Dunstan DW, Bauman AE, Owen N. Neighborhood walkability and TV viewing time among Australian adults. American journal of preventive medicine. 2007 Dec; 33 (6): 444-9. PubMed PMID: 18022059.

[100] Tandon PS, et al. Home environment relationships with children's physical activity, sedentary time, and screen time by socioeconomic status. International Journal of Behavioral Nutrition and Physical Ac-

tivity 2012; 9: 88.

[101] Temple JL, Giacomelli AM, Kent KM, Roemmich JN, Epstein LH. Television watching increases motivated responding for food and energy intake in children. The American journal of clinical nutrition. 2007 Feb;85(2):355-61. PubMed PMID: 17284729.

[102] Tereszkowski CM, Randall Simpson JA, Whiting SJ, et al. Body Mass, Vitamin D and alcohol intake, lactose intolerance, and television watching influence bone mineral density of young, healthy Canadian women. J Am Coll Nutr 2012; 31: 24-31.

[103] Thomasa EL, Brynesb AE, McCarthy J, et al. Preferential loss of visceral fat following aerobic exercise, measured by magnetic resonance imaging. Lipids 2000; 35: 769-776.

[104] Thorp AA, Owen N, Neuhaus M, et al. Sedentary Behaviors and Subsequent Health Outcomes in Adults: A Systematic Review of Longitudinal Studies, 1996-2011. Am J Prev Med 2011; 41: 207-215.

[105] Todd MK, Reis-Bergan MJ, Sidman CL, Flohr JA, Jameson-Walker K, Spicer-Bartolau T, et al. Effect of a family-based intervention on electronic media use and body composition among boys aged 8—11 years: a pilot study. Journal of child health care: for professionals working with children in the hospital and community. 2008;12(4): 344-58. PubMed PMID: 19052191.

[106] Tremblay MS, Rachel Christine Colley, Travis John Saunders, Genevieve Nissa Healy, and Neville Owen. Physiological and Health Implications of a Aedentary Lifestyle. Appl. Physiol. Nutr. Metab 2010; 35:725-740.

[107] Tremblay MS, LeBlanc AG, Kho ME, et al. Systematic review of sedentary behaviour and health indicators in school-aged children and youth. International Journal of Behavioral Nutrition and Physical Ac-

tivity 2011, 8:98.

[108] Tremblay MS, LeBlanc AG, Janssen I, et al. Canadian Sedentary Behaviour Guidelines forChildren and Youth. Appl. Physiol. Nutr. Metab. 2011; 36: 59-64.

[109] U. S. Department of Health and Human Services. Physical Activity and Health: A Report of the Surgeon General. Atlanta, GA: U. S. Department of Health and Human Services, Centers for Disease Control and Prevention, National Center for Chronic Disease Prevention and Health Promotion 1996.

[110] Uijtdewilligen L, Nauta J, Singh AS, van Mechelen W, Twisk JW, van der Horst K, et al. Determinants of physical activity and sedentary behaviour in young people: a review and quality synthesis of prospective studies. British journal of sports medicine. 2011 Sep; 45 (11):896-905. PubMed PMID: 21836173.

[111] Van Dyck D, Cardon G, Deforche B, Owen N, Sallis JF, De Bourdeaudhuij I. Neighborhood walkability and sedentary time in Belgian adults. American journal of preventive medicine. 2010 Jul; 39 (1):25-32. PubMed PMID: 20547277.

[112] Van Uffelen JG, Jason Wong, Josephine Y. Chau, et al. Occupational Sitting and Health Risks: A Systematic Review. Am J Prev Med2010; 39:379-388.

[113] Vicente-Rodriguez G, Ortega FB, Rey-Lopez JP, Espana-Romero V, Blay VA, Blay G, et al. Extracurricular physical activity participation modifies the association between high TV watching and low bone mass. Bone. 2009 Nov; 45(5):925-30. PubMed PMID: 19664736.

[114] Wang MC, Crawford PB, Hudes M, Van Loan M, Siemering K, Bachrach LK. Diet in midpuberty and sedentary activity in prepuberty predict peak bone mass. The American journal of clinical nutrition.

2003 Feb;77(2):495-503. PubMed PMID:12540413.

[115] Wang S, Shouqing Lin, Yuanzheng Zhou, Zehua Wang. Social and Behavior Factors Related to aged Chinese Women with Osteoporosis. Gynecological Endocrinology 2008; 24:538-545.

[116] Wang X, Liu QM, Ren YJ, Lv J, Li LM. Family influences on physical activity and sedentary behaviours in Chinese junior high school students: a cross-sectional study. BMC public health. 2015;15:287. PubMed PMID:25884212. Pubmed Central PMCID:4376336.

[117] Waugh EJ, M. A. Lam, G. A. Hawker, et al. Risk Factors for low Bone Mass in Healthy 40—60 year old Women: A Systematic Review of the Literature. Osteoporos Int 2009; 20:1-21.

[118] Wijndaele K, Søren Brage, Hervé Besson, et al. Television Viewing Time Independently Predicts All-cause and Cardiovascular Mortality: the EPIC Norfolk Study. International Journal of Epidemiology 2011; 40:150-159.

[119] Williams CD, Sallis JF, Calfas KJ, Burke R. Psychosocial and demographic correlates of television viewing. American journal of health promotion: AJHP. 1999 Mar-Apr; 13（4）:207-14. PubMed PMID:10351850.

[120] World Health Organization. Obesity and overweight. 2013. http://www.who.int/mediacentre/factsheets/fs311/en/

[121] Wosje KS, Philip R. Khoury, Randal P. Claytor, Kristen A. Copeland, Heidi J. Kalkwarf, Stephen R. Dandiels. Adiposity and TV Viewing Are Related to Less Bone Accrual in Young Children. J Pediatr 2009; 154:79-85.

[122] Xu F, Li J, Ware RS, Owen N. Associations of television viewing time with excess body weight among urban and rural high-school students in regional mainland China. Public health nutrition. 2008

Sep;11(9):891-6. PubMed PMID:18005491.

[123] Ye S，Song A，Yang M，Ma X，Fu X，Zhu S. Duration of television viewing and bone mineral density in Chinese women. Journal of bone and mineral metabolism 2014;32(3):324-30. PubMed PMID:24052205.

[124] 成君，赵冬，曾哲淳等. 北京市居民体育锻炼现状及其影响因素分析. 中国公共卫生，2007；23(5)；517—518.

[125] 丁建飞，张洪波，王君等.某医学院校大学生抑郁症状及其认知特征分析.中华疾病控制杂志，2012；16：499—501.

[126] 高欢,冯连世,高炳宏等. 四周有氧耐力训练结合饮食控制对超重和肥胖青少年 Android 与 Gynoid 区域脂肪含量的影响. 中国运动医学杂志，2012；31：663—668，752.

[127] 顾凯，沈勋章，孙建平，林军，李新建，李德録，et al. 上海市社区居民静坐方式和体育锻炼情况及其影响因素分析. 上海预防医学杂志，2002（09）:444—6.

[128] 国家国民体质监测中心. 2014 年 6—69 岁人群体育健身活动和体质状况抽测调查结果. http://www. fitness. org. cn/news/201486/n7248668.html.

[129] 国家体育总局. 2013 年 20—69 岁人群体育健身活动和体质状况抽测工作调查结果. 中国体育报 2013 年 8 月 6 日第 003 版.

[130] 国务院人口普查办公室，国家统计局人口和就业统计司. 中国 2010 年人口普查资料. 中国统计出版社/北京数通电子出版社，2011 年 7 月.

[131] 洪茯园. 上海市部分中学生体力活动和静态生活现状调查及影响因素的研究. 上海体育学院硕士学位论文，2010.

[132] 胡俊峰，侯培森主编. 当代健康教育与健康促进. 北京：人民卫生出版社，2005 年 12 月

[133] 胡美琴，曾令霞，颜虹. 西安市城区中学生静态活动与超重肥胖现状. 中国儿童保健杂志，2009（05）:525—7.

[134] 江崇民，张彦峰，蔡睿等. 2007 年中国城乡居民参加体育锻炼现状分析. 体育科学，2009；29(3)：9—19，81.

[135] 蒋德勤,姚荣英,袁长江等.蚌埠市在校大学生抑郁和焦虑状况及其影响因素分析.中国学校卫生，2011；40：541—543.

[136] 李然，张彦峰，张铭等. 我国不参加体育锻炼人群特征的研究. 中国体育科技，2010；46(1)：129—134.

[137] 刘爱玲，胡小琪，崔朝辉，李艳平，栾德春，马冠生. 我国成年居民闲暇静态活动现状及影响因素分析. 营养学报，2008（04）：345—9.

[138] 刘伟等. 广州市青少年运动和静坐少动行为分析. 中国学校卫生，2012；33：788—790.

[139] 刘卓娅，孙艳，余毅震. 青少年睡眠时间静态活动与超重肥胖的关系. 中国学校卫生，2012（03）：311—2，4.

[140] 罗春燕，虞瑾，王鹏飞，刘锋，赵宇，胡国泉. 上海市青少年静态行为与相关因素抽样调查. 上海预防医学杂志，2013（12）：657—60.

[141] 马冠生，刘爱玲，崔朝辉，李艳平，胡小琪，栾德春，et al. 我国居民看电视时间的分析. 中国健康教育，2006（03）：167—70.

[142] 马冠生,李艳平,武阳丰等. 1992 至 2002 年间中国居民超重率和肥胖率的变化. 中华预防医学杂志，2005；39：311—315.

[143] 屈智勇，张秀兰. 中西部大学生抑郁现状、人群特征及干预效果. 清华大学学报(哲学社会科学版)，2008；23：120—134，160.

[144] 沈丽琴，龚海英，宫川等. 成都市成年人经常参加体育锻炼影响因素分析. 现代预防医学，2014；41(5)：876—880.

[145] 司琦编著. 锻炼心理学. 杭州：浙江大学出版社，2008 年 8 月.

[146] 汪向东，王希林，马弘编.心理卫生评定量表手册(增订版).北京:中国心理卫生杂志社,1999 年 12 月.

[147] 王文等. 屏前静态行为与青少年的身心健康. 中国儿童保健杂志，2013；21：1289—1291.

[148] 徐继英，李新建，姚海宏等. 上海市 15～69 岁人群超重和肥胖的流行

病学特征分析. 中国慢性病预防与控制,2010;18:467—469.

[149] 徐莉等. 运用跨理论模型对中小学生久坐行为干预效果评价. 中华流行病学杂志,2011;32:142—145.

[150] 杨槐,陈奕,仇宇. 大学新生抑郁症状的流行病学调查. 现代预防医学,2013;40:3340—3342.

[151] 杨美荣,王腾宵,李建明. 大学生抑郁情绪与应对方式的相关研究. 中国健康心理学杂志,2009;17:8—10.

[152] 杨廷忠,郑建中主编. 健康教育理论与方法. 杭州:浙江大学出版社,2004年5月.

[153] 杨雪花. 3744名大学新生抑郁症状的流行病学调查. 中国健康心理学杂志,2007;15:499—501.

[154] 叶孙岳. 高职生久坐行为测量及其与抑郁水平关系. 中国健康心理学杂志,2015;23(7):1107—1110.

[155] 叶孙岳. 静态行为流行病学研究进展. 中国公共卫生,2016;32(3):402—405.

[156] 叶孙岳,郭静. 中国成人体育锻炼、静态行为流行状况、趋势及影响因素. 首都体育学院学报,2016;28(4):365—369.

[157] 易可华等. 上海市青少年课余屏前时间与肥胖的关系. 环境与职业医学,2014;31:452—455.

[158] 张志坤,刘丹,符金鹏等. 唐山市45~64岁城乡居民超重肥胖流行现状调查. 中国公共卫生,2013;29:805—808.

[159] 章婕,吴振云,方格等. 流调中心抑郁量表全国城市常模的建立. 中国心理卫生杂志,2010;24:139—143.

[160] 赵文华,翟屹,胡建平. 中国超重和肥胖造成相关慢性疾病的经济负担研究. 中华流行病学杂志,2006;27:555—559.

后 记

　　"久视伤血,久卧伤气,久坐伤肉,久立伤骨,久行伤筋。"《黄帝内经》在描述"五劳所伤"时即警示了"久坐"的危害,也表达了"久立"的不妥。的确,现代科学研究也表明,站着办公或学习也存在一些问题,如长时间站着不动容易导致下肢静脉曲张、下腰痛和膝关节损伤等。因此,站久了也需要"Moving"(走动走动)。而且,部分人群如孕妇(由于腰部受力较大)、年龄较大(健康状况差)或年龄太小(身体发育不成熟),也不易长时间站着不动。一般建议,坐或站着持续半小时到一小时都要起身走走、散散步或换种行为模式/身体姿势。办公或学习中的"间歇"(Breaks)不仅有利于身体健康、缓解疲劳,也可能有利于放空思绪,走出暂时性的"思维困境",带来工作/学习效率的提升。

　　动以防病,贵在躬行。希望此书付印能为我国居民破除"久坐不动"、养成"少坐多动"的健康生活方式提供有别于传统思路的另一个干预方向。

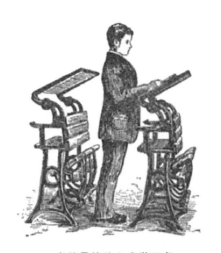

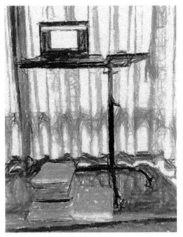

考特曼的站立式学习桌

笔者家里可调站立式电脑桌

引自:《School Hydgiene》(Kottmann 1899)